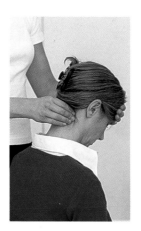

Masaje
básico

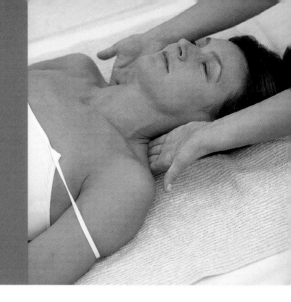

Masaje
básico

Wendy Kavanagh

• MARABOUT •

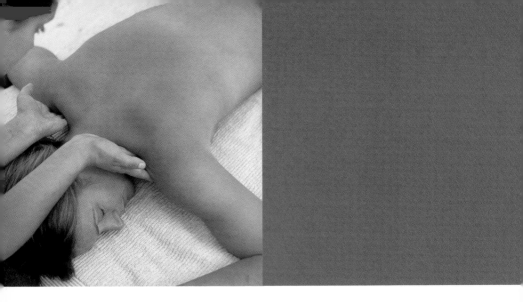

Publicado por primera vez en Gran Bretaña en 2004
con el título de *Massage basics* por Hamlyn, una división
de Octopus Publishing Group Ltd. 2-4 Heron Quays,
Docklands, Londres E14 4JP.

ISBN: 0-600-61007-1 (Octopus Publishing Group Ltd.)
ISBN: 970-22-1413-0 (E. L., S. A. de C. V.)
      978-970-22-1413-7

TERCERA REIMPRESIÓN DE LA PRIMERA EDICIÓN – I/07

Marabout es una marca registrada de Hachette Livre.

Impreso en México – Printed in Mexico

ADVERTENCIA: Antes de iniciar cualquier programa de masajes, es recomendable que acuda con su médico para ver si puede hacerlo. Este libro no debe considerarse sustituto de un tratamiento médico profesional. En todos los asuntos relacionados con la salud, y especialmente en el caso del embarazo y de cualquier síntoma que pueda requerir atención o diagnóstico médicos, debe consultar al médico. Aunque los consejos y la información que se dan en este libro se consideran precisos, y las lecciones se han planeado de tal forma que no se haga un esfuerzo excesivo, ya que van ordenadas en forma paulatina, ni el autor ni el editor pueden aceptar responsabilidad legal alguna por cualquier lesión padecida mientras se siguen los masajes.

Índice

Introducción

Una definición de tocar es "hacer contacto físico, afectar de manera emocional e interesante". El tacto es el primer sentido que desarrollamos. En la sexta semana de gestación, el sentido del tacto ya se ha desarrollado en el feto y esto creará la base para las demás herramientas de comunicación. Cuando recién nacidos, tocamos para sobrevivir y la calidad del tacto que recibimos cuando crecemos determina nuestros niveles de autoestima, nuestra habilidad para establecer relaciones duraderas con otros y nuestra capacidad para estar cómodos con nosotros mismos, física y mentalmente.

Tocar en aras de la salud y la felicidad

El masaje se ha practicado durante miles de años y sus efectos están bien documentados. Nos indican claramente qué es bueno para nosotros, ya que con la práctica regular nos volvemos más calmados, saludables y felices. ¿Cómo funciona?

Bajo la piel, el masaje provoca el inicio de procesos complejos: las hormonas y "sustancias señalizadoras" transmiten mensajes estimulantes y calmantes al cerebro y viceversa. Se sabe que el tacto aumenta el nivel de oxitocina, la hormona que nos relaja, que en nuestra agitada vida moderna es un medio necesario para restaurar el equilibrio en nuestro ser físico, emocional y espiritual.

¿Cómo comenzó todo?

El masaje es, de alguna manera, el arte terapéutico más antiguo, con una extensa historia bien documentada. Antes de ello, sólo podemos especular que existía un instinto igualmente fuerte de acariciar o tocar el cuerpo humano.

Podemos encontrar las primeras referencias chinas del masaje en el texto médico conocido como *Nei Ching*, del siglo xxv a.C. Para el siglo siguiente, este arte parece haberse extendido a través del mundo

---

¿POR QUÉ MASAJE?

- La palabra masaje viene del griego *massein*, "amasar" o "sobar", que describe una de las técnicas que forman parte del masaje en la actualidad.
- La expresión "tacto terapéutico" también viene del griego *therapeutikos*, en relación con el efecto del tratamiento médico.
- Hasta el siglo xix, en lugar de "masaje", en Estados Unidos se utilizaba la palabra *frictio*, que viene del latín y significa "fricción" o "frotamiento".
- En la India, el arte del masaje se conoce como *shampooing*, en China como *cong-fou* y en Japón como *ambouk*.
- El término masaje sueco se usa con frecuencia hoy en día y se refiere al trabajo de Per Henrik Ling, un sueco que fue pionero del movimiento del masaje en el mundo occidental (*véase* la página siguiente).

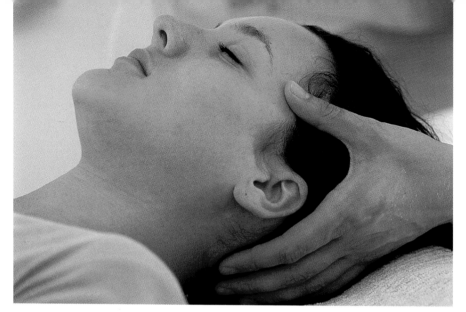

civilizado, pues se han encontrado pinturas en los muros que representan el masaje y la reflexología en la tumba de un médico en Sakara y aparecen referencias de médicos egipcios, persas y japoneses sobre los beneficios y la utilidad del masaje.

Hay continuas referencias al masaje a lo largo de la historia, desde los libros del *Ayurveda* de la India en el siglo XIX a.C. hasta Homero, así como los textos médicos griegos del siglo V a.C. También los romanos encontraron varios usos para el masaje: los gladiadores recibían tratamientos regulares para aliviar la fatiga y el dolor muscular; Julio César era "pellizcado" por todo el cuerpo como parte de su tratamiento diario contra la neuralgia y Tiberio, médico del siglo I, creía que era una cura para la parálisis.

El uso del masaje continuó en el Medio Oriente y en el Lejano Oriente, aunque en Occidente fue suprimido durante la Edad Media. En el siglo X, el médico y filósofo árabe Ali Abu Ibn Szinna exaltó las propiedades saludables del masaje combinado con la hidroterapia y afirmó que ayudaba a dispersar los derivados de los músculos que el ejercicio no elimina.

En el siglo XVI, el masaje recobró fuerza en Occidente y muchos médicos destacados lo incorporaron a su práctica, incluso Amrose Pare, el consejero médico de cuatro reyes franceses.

El desarrollo más conocido del masaje tuvo lugar a principios del siglo XIX. Per Henrik Ling, un gimnasta sueco que combinó su conocimiento de filosofía y gimnasia con las técnicas del masaje que había aprendido en sus viajes a China. Esta combinación de cinco movimientos básicos se conoció después como "movimientos suecos" o "masaje sueco", y aun en la actualidad se practica de manera similar.

La disciplina se propagó rápidamente: la primera escuela en ofrecer cursos de masaje se estableció en 1813 y el primer libro en inglés sobre masaje sueco, escrito por el doctor Mathias Roth, se publicó en 1850.

El cambio más radical sucedió en las décadas de 1960 y 1970, cuando se empezó a considerar al masaje como un poderoso medio para estimular el crecimiento personal. Esta idea emanó del Centro Esalen en California, donde el masaje se utiliza de manera intuitiva para conectar mente, cuerpo y espíritu.

En el siglo XXI, el masaje se ha vuelto una importante terapia complementaria y parte de la medicina integral tal como la conocemos. Se usa en muchos ámbitos sociales y es relevante para mantener una vida diaria saludable.

Preparación

El masaje es fácil de aprender: deje que sus instintos lo guíen y podrá percibir dónde, cómo y por cuánto tiempo tocar. Hay sólo algunos lineamientos básicos que seguir para asegurar un tratamiento cómodo y benéfico. Durante el masaje hay una interacción de tacto y respuesta, es decir, que el dador tiene que prepararse para darlo mientras que el receptor debe permitírselo. Sólo cuando se cumplan estas dos condiciones será efectivo este flujo bidireccional.

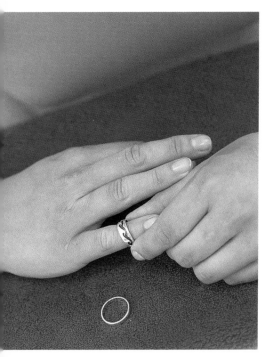

No es buena idea dar un masaje si usted se siente estresado o tenso o si no está completamente sano, pues se agotarán sus niveles de energía. Tanto antes como durante el tratamiento, esté consciente de su respiración, pero no intente cambiarla.

Vista ropa y calzado cómodos. Elija ropa sin mangas o enróllelas para que no le estorben. Evite cualquier joya llamativa porque puede ocasionar distracción, y quítese el reloj y los anillos.

No puede dar masaje con uñas largas y la piel áspera puede raspar, así que hay que tener a la mano el cortaúñas y la crema para las manos. Si tiene cabello largo, amárrelo para que no los distraiga. Recuerde que va a trabajar muy cerca de su compañero, así que si acaba de ingerir alimentos con muchas especias o bebida use un enjuague bucal o un refrescante de aliento.

El receptor

Con frecuencia es mucho más difícil recibir un masaje que darlo; la capacidad para confiar en alguien y dejarse llevar también tiene que desarrollarse. Sea receptivo al tacto, permita que el dador mueva sus extremidades cuando sea necesario y hágale saber cuando algo lo incomoda o cuando un movimiento es particularmente efectivo.

Algunas veces el masaje puede liberar emociones reprimidas. Si esto ocurre, no está mal, así que no se apene ni intente controlar sus sentimientos; sólo deje que afloren.

El dador

Para poder ser dador, usted debe decidir plenamente darle su tiempo a alguien. Si su mente está en otra parte, su compañero lo resentirá y el masaje será desagradable para ambos. El cuidado, la sensibilidad y el respeto son requisitos muy importantes, por lo que debe liberar su mente para proporcionar a su compañero toda su atención.

Antes del inicio del masaje, recuerde quitarse todas las joyas, incluyendo aretes; si usa lentes de contacto, quizá prefiera quitárselos por comodidad y seguridad, especialmente si el dador va a trabajar en su cabeza o en su cara.

Con amigos cercanos y familia, el receptor puede sentirse cómodo en ropa interior; en otros casos, sólo necesita descubrirse el área del cuerpo en la que se vaya a trabajar en ese momento. Lo ideal es trabajar sin las restricciones de la ropa, pues no es apropiado para el desarrollo del masaje.

Al igual que el dador, no olvide que un aliento fresco es indispensable, así que utilice un enjuague bucal antes de recibir su masaje.

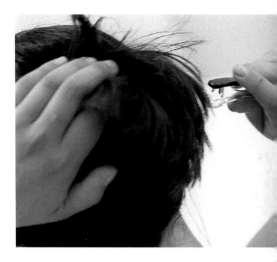

CUÁNDO NO DAR UN MASAJE

En general, el masaje es seguro. Los terapeutas capacitados pueden tratar a todos, desde un bebé prematuro hasta un enfermo terminal. Sin embargo, en cualquiera de los siguientes casos, usted no debe dar un masaje o debe seguir cuidadosamente las instrucciones descritas:

• A alguien débil o clínicamente exhausto. Por ejemplo, que padezca o se recupere de una infección viral.

• A alguien con fiebre o que padezca una enfermedad contagiosa.

• A alguien con una condición infecciosa en la piel (como sarna, herpes o verrugas).

• A alguien con una enfermedad grave (como cáncer, problemas del corazón o trombosis).

• No dé masaje sobre una fractura, tensión muscular o esguince reciente. En esos casos, trabaje a una articulación de distancia.

• No dé masaje directamente sobre problemas superficiales de la piel (como costras, moretones, áreas sensibles o

inflamadas o várices). Sin embargo, puede trabajar con cuidado alrededor de la zona y, por supuesto, en otras partes sanas del cuerpo.

• No dé masaje durante el primer trimestre del embarazo y en los meses subsecuentes evite la presión excesiva, en especial en la parte baja de la espalda y en la parte interna de la pierna, desde el tobillo hasta la ingle.

• Espere 12 meses después de una operación quirúrgica compleja y 6 meses después de una sencilla. Las cicatrices deben haber sanado para entonces; si tiene duda, consulte con un médico.

Tampoco es recomendable recibir un masaje después de ingerir una comida pesada o de beber grandes cantidades de alcohol, pues esto puede hacer incómoda la experiencia y producir efectos posteriores desagradables. La regla general es confiar en su buen juicio y su sentido común y, ante la duda, consultar a un doctor.

Aceites, lociones y pociones

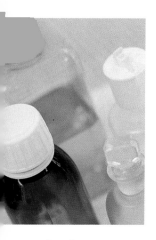

La mayoría de los tratamientos de masaje requieren el uso de un lubricante para permitir que sus manos trabajen con suavidad y al parejo sobre la piel sin romper el ritmo. Por lo general se utiliza aceite pero, si así lo prefiere, las lociones, cremas e incluso el talco pueden usarse en su lugar.

En general, se necesitan 50 ml para un masaje a todo el cuerpo. Tal vez se requieran varios intentos para calcular la cantidad correcta debido a que la mayoría de la gente suele usar demasiado al principio, lo que dificulta un contacto adecuado. El objetivo es utilizar sólo una capa delgada que la piel absorba después del tratamiento.

Aceites caseros

Se pueden utilizar aceites comestibles. El aceite de girasol, el de oliva y el vegetal funcionan perfectamente como aceites portadores o "base", como se les conoce de manera profesional. Si usted quiere consentir a su compañero, el aceite de almendras es un tanto costoso, pero un delicioso obsequio, en especial cuando se utiliza en la cara. No se preocupe por las alergias a las nueces, pues sólo lo aplicará de manera externa y la penetración es superficial. Sin embargo, algunos aceites para bebé con lanolina pueden ocasionar una reacción adversa en la piel y no suelen absorberse con tanta facilidad.

Aceites esenciales

Estos aceites son muy concentrados y poderosos, por lo que pueden tener contraindicaciones. Por lo tanto, a menos que usted sea un terapeuta de aromaterapia capacitado, utilice sólo los aceites seguros, como el de lavanda o manzanilla, especialmente con mujeres embarazadas. Nunca aplique los aceites esenciales directamente sobre la piel. Es necesario mezclarlos con un aceite base a razón de 1 gota de aceite esencial por cada 2 ml (aproximadamente 1/2 cucharadita) de aceite base. Por ejemplo, 10 ml de aceite de girasol le permitirán utilizar un máximo de 5 gotas de aceite esencial. Mezcle sólo lo suficiente para el tratamiento, pues los aceites expuestos a la atmósfera se oxidan y se hacen rancios.

Guarde los aceites de aromaterapia en frascos oscuros para que no pierdan sus propiedades. Siempre lea las instrucciones con cuidado y, si tiene alguna duda, consulte a un especialista en aromaterapia o utilice aceite simple.

Existen tantos aceites ya mezclados disponibles, para todo tipo de ocasiones y estados de ánimo, que comprarlos es con frecuencia la manera más fácil y económica de mejorar su tratamiento de masaje.

Lociones, cremas y talcos

También hay lociones y cremas para masaje disponibles. Resulta agradable utilizarlas sobre la piel muy reseca o en zonas como los pies. Quizá usted tenga ya un emoliente simple que pueda utilizar, pero evite usar una loción cosmética para el cuerpo, pues puede estar demasiado perfumada para este efecto. Los profesionales también usan a veces talco en polvo (en especial para la reflexología) y es perfecto para movimientos que no necesitan mucho deslizamiento.

Preparación

Prepare los aceites con anticipación para que no interrumpa la atmósfera que está intentando crear para el masaje. El método más sencillo y menos caótico para dispensar el aceite es guardarlo en una botellita de plástico fácil de abrir, lo cual reduce el riesgo de un derrame. Otra opción es verter un poco de aceite en un tazón pequeño en el que pueda sumergir los dedos con facilidad. La mayoría de las lociones, cremas y talcos ya vienen empacados en los recipientes adecuados.

Siempre entibie tanto el aceite como sus manos antes de hacer contacto. Si es posible, coloque el recipiente con el aceite en baño María o bien cerca de un calentador unos minutos antes de comenzar el masaje.

Aplicación y contacto

La confianza con la que usted haga el contacto con la piel del compañero y le aplique el aceite durante el masaje es muy importante. El objetivo de ese primer contacto es que sea relajador y tranquilizante para así transmitir el mensaje de que éste es el inicio del tratamiento y para permitir a su compañero acostumbrarse a su tacto. En general, la capacitación profesional nos enseña que no se debe romper el contacto con el compañero durante un masaje, así que hay que tener una mano encima en todo momento. En casa, esto puede resultar difícil al principio, especialmente si el masaje es en el suelo. Simplemente asegúrese de que si necesita romper el contacto, al establecerlo de nuevo lo haga de manera suave y amable para mantener el flujo del masaje sin dejar a su compañero con la duda de si el tratamiento ya ha concluido. Un buen masaje debe tener un principio y un fin claros para sentirse completo. No deje a su compañero con la sensación de que algo faltó.

Aplicación del aceite

1

Hay varias maneras de aplicar el aceite. La más obvia es verter aproximadamente 2.5 ml (1/2 cucharadita) de aceite en la palma de la mano y luego frotar ambas palmas para esparcir el aceite por igual. No se vea tentado a torcer sus manos como cuando lava o se pone crema porque lo ideal es que el aceite se quede sólo en la palma de la mano. Asegúrese de aplicar el aceite en sus manos a poca distancia del cuerpo de su compañero y después acerque suavemente las manos, listo para empezar la aplicación con un movimiento amplio.

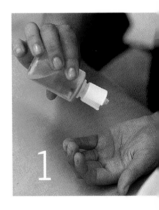

2

El modo menos agresivo para aplicar más aceite es dejar una mano sobre el cuerpo del compañero, verter lentamente el aceite sobre la parte trasera de la mano y después deslizar la palma de la otra mano a lo largo para extender el aceite sobre el cuerpo. Un método similar es poner la palma de la mano que está en contacto con la piel hacia arriba y después verterle aceite encima; este método tiene la ventaja adicional de volver a aceitar ambas manos al poner una sobre la otra.

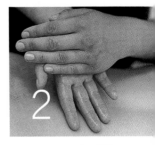

Para un ambiente relajado

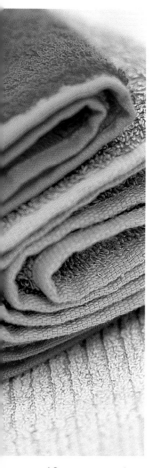

En capítulos posteriores observará cómo se lleva a cabo un masaje en diversos entornos, técnicas que son apropiadas con o sin ropa y también a trabajar sobre el suelo, una silla y una mesa. No importa cuál escoja; preparar los alrededores es un elemento importante para crear una atmósfera de comodidad y relajación que es vital para cualquier terapia táctil.

Calor

Lo que debe considerarse es la temperatura ambiente, ya que la temperatura del cuerpo desciende al recibir un masaje y los músculos no se relajarán en una atmósfera fría, así que la habitación necesita estar cálida antes del inicio del tratamiento. Un poco de aire fresco es bueno, pero deben evitarse las corrientes de aire. Su compañero apreciará mucho que usted utilice toallas tibias, que se pueden tener sobre un calentador o en un armario listas para usarse.

Paz y tranquilidad

El siguiente requisito importante es la tranquilidad. No es posible relajarse con la televisión o el radio encendidos o si otros miembros de la familia entran y salen de la habitación. Escoja un momento en el que los niños estén ocupados, active la contestadora telefónica, apague su celular y disfrute junto a su compañero este tiempo para relajarse y recobrar las energías.

Una vez dicho esto, cabe señalar que a algunas personas les gusta tener música de fondo, lo que ayuda tanto a quien da como a quien recibe el masaje a relajarse mientras encuentran el ritmo del masaje. Existen muchos discos compactos y casetes adecuados para este propósito. La idea no es nueva: hace siglos en Turquía el masaje se practicaba cerca de corrientes de agua, pues escuchar esta "música" se considera terapéutico.

Luz

Evite la iluminación directa, pues puede resultar agresiva y usted quiere que los ojos se relajen tanto como el resto del cuerpo. Dependiendo de la hora del día, la luz tenue (como la de una lámpara de mesa) es ideal. La luz natural puede ser una buena idea durante el día, especialmente en la mañana, pero quizá en la noche quiera lograr un efecto especial con velas o quinqués.

Fragancia

Asegúrese de que la habitación tenga un aroma agradable. Esto se puede lograr con flores, velas aromáticas, quemadores de aceites esenciales o incienso, pero asegúrese de que a su compañero también le gusten. Otra opción es simplemente cuidar que la atmósfera de la habitación sea limpia y fresca, ventilándola antes del masaje. Algunas personas prefieren un entorno más bien clínico. El objetivo principal es crear un espacio en el que ambos se puedan relajar.

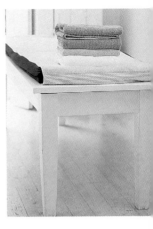

Equipo

Revise que tenga todo a la mano antes de comenzar a trabajar para no romper su concentración.

Necesitará:

- El aceite elegido
- Cojines o almohadas pequeños
- Pañuelos desechables
- Toalla de manos
- Cobija o cobertor ligero por si hace frío
- Dos sábanas o toallas grandes
- Agua para después del masaje

Base de soporte

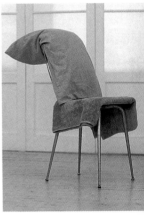

Si está trabajando en el suelo, lo ideal es una colchoneta, pero una esterilla gruesa o unas cobijas son excelentes sustitutos. Sea cual sea su elección, asegúrese de tener espacio suficiente para que su compañero se sienta cómodo y usted pueda moverse sin problema. No dé masaje en una cama, pues ésta no proporciona el apoyo necesario a quien recibe el masaje y dificulta el que usted se mueva alrededor de su cuerpo.

Cubra la base con una toalla grande y use otra para cubrir a su compañero; deje al descubierto sólo la parte del cuerpo en la que vaya a trabajar. Se puede utilizar una toalla pequeña para cubrir la almohada de apoyo bajo las rodillas y los tobillos. En general, los tobillos necesitan apoyo cuando están hacia abajo y las rodillas cuando están hacia arriba.

Si usted tiene una mesa firme que pueda adaptarse a una altura, ancho y longitud adecuados, puede acolcharla y usarla para el masaje. Para encontrar la altura correcta, manténgase erguido con los zapatos que calzará cuando dé el masaje, deje caer los brazos y fíjese que los nudillos rocen la parte superior de la mesa. Ésta debe medir aproximadamente 1.85 m de largo por 65 cm de ancho. Se dará cuenta de que trabajar en una mesa es mucho menos cansado que hacerlo en el suelo y permite moverse alrededor sin interrumpir el desarrollo del masaje.

Si planea dar masajes con regularidad, quizá quiera invertir en una mesa profesional. La mayoría son ligeras, portátiles y fáciles de guardar, pues se doblan hasta quedar del tamaño de una maleta grande.

Si trabaja en una silla, escoja una que sea firme y estable. Necesitará utilizar también un par de almohadas para mayor comodidad y soporte.

Las posiciones y posturas para trabajar que usted adoptará para realizar los distintos tipos de masaje se describen en las páginas 20-33.

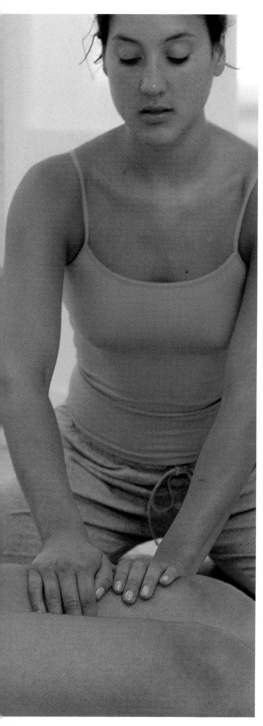

Anatomía

Entre más practique usted el masaje, más podrá notar lo que ocurre bajo sus manos cuando trabajan. Esto a la vez estimulará su interés por aprender sobre fisiología y anatomía humanas. Hay muchos buenos libros de introducción al tema, pero puede empezar por leer la información general de las páginas siguientes.

El esqueleto humano comprende más de 200 huesos que cumplen cinco funciones principales: soporte, protección, movimiento, almacenamiento y producción.

Los músculos también trabajan arduamente ya que cumplen varias funciones, entre las cuales las más importantes son permitirnos el movimiento, circular sangre, digerir y respirar.

El masaje puede ser efectivo tanto en los niveles superficiales como en los profundos de los músculos: el trabajo corporal como el Rolfing dice trabajar en la propia faja muscular (tejido conectivo). El masaje puede utilizarse para relajar o estimular, y también ayudará a dispersar los nudos de espasmo muscular y las toxinas como el ácido láctico.

El esqueleto

Los huesos proporcionan apoyo y soporte al cuerpo y protegen los órganos vitales (por ejemplo las costillas). Hacen posible el movimiento con una acción de palanca en las articulaciones y la unión de los músculos. También almacenan nutrientes y producen glóbulos rojos. En suma, los huesos son una parte del cuerpo muy productiva, por lo que deben cuidarse adecuadamente con una buena dieta y ejercicio.

Las articulaciones se forman donde se unen dos o más huesos. Las hay de muchas estructuras diferentes, desde las inmóviles (como el cráneo) hasta las que tienen mayor libertad de movimiento (como las de la rodilla y el codo). También están las articulaciones trocleares (como las del hombro y la cadera). El movimiento de las articulaciones móviles es posible gracias a un lubricante llamado *líquido sinovial*, que se secreta de una membrana que cubre una cápsula y encaja sobre los extremos de los huesos (como cuando se aceita un pistón hidráulico). El masaje estimula la producción de este líquido, por lo que tanto las personas mayores como las sedentarias se benefician de este tratamiento regular que ayuda a conservar la movilidad.

CARA ANTERIOR | CARA POSTERIOR

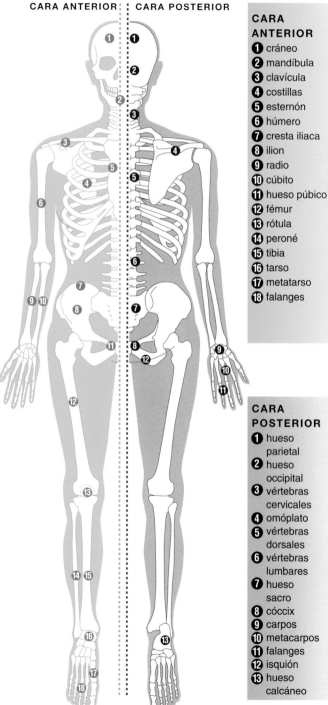

CARA ANTERIOR
1 cráneo
2 mandíbula
3 clavícula
4 costillas
5 esternón
6 húmero
7 cresta iliaca
8 ilion
9 radio
10 cúbito
11 hueso púbico
12 fémur
13 rótula
14 peroné
15 tibia
16 tarso
17 metatarso
18 falanges

CARA POSTERIOR
1 hueso parietal
2 hueso occipital
3 vértebras cervicales
4 omóplato
5 vértebras dorsales
6 vértebras lumbares
7 hueso sacro
8 cóccix
9 carpos
10 metacarpos
11 falanges
12 isquión
13 hueso calcáneo

CARA ANTERIOR

❶ esternocleidomastoideo
❷ deltoides
❸ subescapular
❹ pectoral mayor
❺ serrato anterior
❻ bíceps
❼ abdominales
❽ facias
❾ ilíaco
❿ flexores de muñeca
⓫ tensor de la fascia lata
⓬ adoctor
⓭ sartorio
⓮ cuadríceps
⓯ peroné
⓰ tibial anterior

CARA POSTERIOR

❶ occipital
❷ trapecio
❸ supraespinoso
❹ infraespinoso
❺ terus menor
❻ terus mayor
❼ romboide
❽ tríceps
❾ sacroespinal
❿ dorsal mayor
⓫ cuadrado lumbar
⓬ extensores de muñeca
⓭ glúteo menor
⓮ piriforme
⓯ glúteo mayor
⓰ gracilis
⓱ tendones de la corva
⓲ gastronecmoideo
⓳ sóleo

CARA ANTERIOR **CARA POSTERIOR**

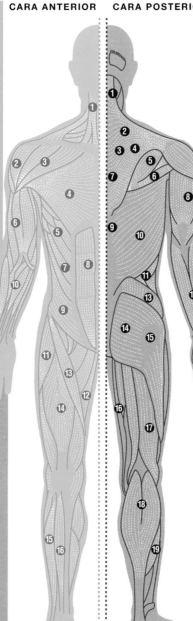

Músculos

Hay dos tipos principales de músculos: los que se mueven automáticamente (como el corazón) llamados 'involuntarios', y los que se pueden mover a voluntad con un mensaje del cerebro.

Los músculos están compuestos por capas y dispuestos simétricamente a cada lado del cuerpo. Cada extremo se une a un hueso de cada lado de la articulación, lo que se conoce como "origen" e "inserción" del músculo. La mayoría de los músculos se mueve en parejas en direcciones opuestas.

Los músculos están formados por grupos de fibras o células que obtienen su combustible de la sangre, la linfa y los nervios, y están envueltos por fajas (tejido conectivo): imagine un cable telefónico con una capa protectora exterior y una multitud de pequeños cables interiores; así es un músculo. Las fibras envueltas se deslizan entre ellas cuando reciben la instrucción de hacerlo, lo que ocasiona que el músculo se dilate y se contraiga, lo que a su vez causa que los huesos adjuntos se acerquen entre sí. De esta manera se da el movimiento del cuerpo. Quizá haya oído hablar de "flexores" y "extensores"; son los músculos que, respectivamente, flexionan y extienden las articulaciones.

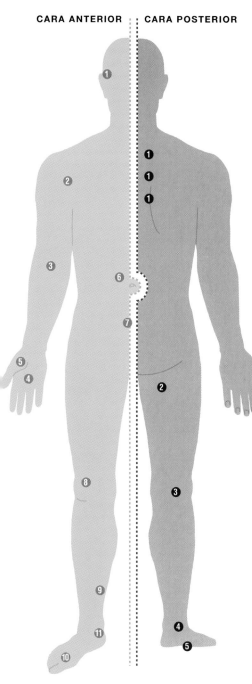

CARA ANTERIOR : **CARA POSTERIOR**

Puntos de presión

Los puntos de presión se suelen usar cuando se da masaje sobre la ropa. Trabajar en ellos es la base del *shiatsu* ("dáctil"), pero también se puede incorporar a un masaje regular como un mecanismo para liberar la tensión muscular. Trabajar estos puntos estimula el sistema nervioso y emite la señal para relajarse; algo parecido a lo que ocurre en la acupuntura, pero sin necesidad de agujas. La presión se aplica con la yema del pulgar, aunque también se puede usar el codo para trabajar sobre la espalda.

CARA ANTERIOR

1 El lado de la cabeza y en las sienes, *alivia la migraña.*

2 El hueco en la parte externa de la clavícula, *estimula las funciones del pulmón.*

3 La parte externa del pliegue del codo, *alivia el dolor en el brazo y el hombro, además de fortalecer el intestino grueso.*

4 El centro de la palma, *calma las emociones y la mente.*

5 El tejido entre el dedo índice y el pulgar *elimina los resfriados, dolores de muelas y dolores de cabeza.*

6 Alrededor de 7 cm a los lados del ombligo, *relaja la tensión estomacal y ayuda a la digestión.*

7 Bajo el ombligo, la presión profunda de cuatro dedos, *estimula todo el cuerpo.*

8 Arriba de la espinilla, en curva hacia la rodilla, *propicia el bienestar y llena de energía.*

9 Sobre el hueso interior del tobillo, cuatro dedos arriba, *alivia los dolores menstruales.*

10 Entre los dos dedos más grandes del pie, unos 3-5 cm sobre la unión, *estabiliza la función del hígado.*

11 El centro de la parte interna del talón, *estimula los riñones.*

CARA POSTERIOR

1 Ambos lados de la columna, *da equilibrio a las funciones corporales.*

2 El lado de los glúteos, *alivia los problemas menstruales y relaja la pelvis.*

3 Tras la rodilla (con un buen soporte), *alivia la ciática.*

4 Ambos lados del tendón de Aquiles, *estimula el flujo de líquidos y alivia el dolor en la espalda baja.*

5 Bajo el talón, *calma y relaja en general.*

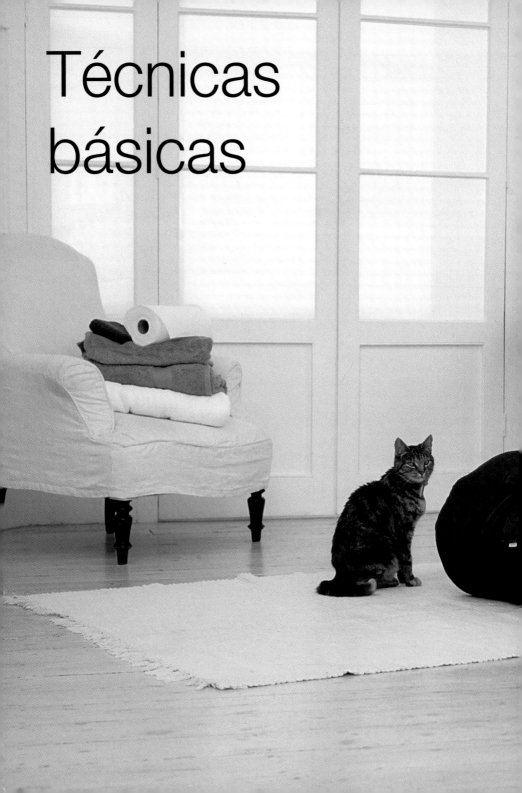

Técnicas básicas

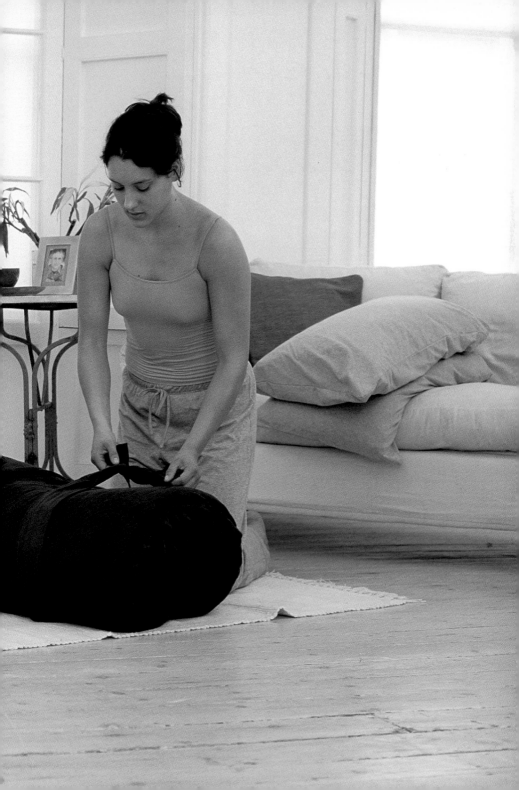

Dar masaje

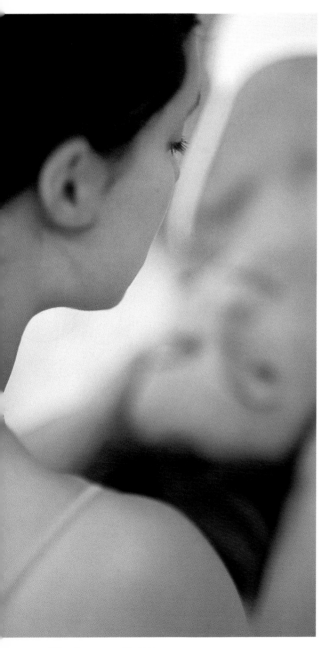

Las técnicas abordadas en este libro son los movimientos básicos del masaje utilizados en el hemisferio occidental. Conocidos como 'masaje sueco', consisten en frotación (acariciar), amasamiento (apretar), percusión (palmaditas), fricción y estiramiento.

Estos movimientos pueden aplicarse a diferentes velocidades y con distintas fuerzas de presión. Los consejos más importantes para un buen masaje son el ritmo y la fluidez, así que intente desarrollar un sentido para ello y con el tiempo no tendrá que pensar en cada movimiento que hace, pues se volverá algo natural.

Para que su compañero sienta los beneficios del masaje, los diferentes movimientos tienen que ser aplicados en un orden específico:

- "establecer contacto"
- frotación (*effleurage*)
- amasamiento, percusión y fricción
- un poco de estiramiento, más frotación y una técnica de *holding* o "de tierra"

En general, los movimientos del masaje se realizan hacia el corazón. Por ejemplo, si está trabajando en las piernas, pondrá más presión en el movimiento ascendente y menos en el descendente.

El procedimiento para un masaje de cuerpo entero es el siguiente. Con su compañero boca abajo, haga el movimiento de contacto al colocar la palma de la mano, con confianza y bastante presión, sobre el sacro (*véase* la página 15). Después, utilizando los movimientos descritos en las páginas siguientes, trabaje sobre toda el área de la espalda, incluso la parte inferior de la espalda, la parte superior de los glúteos, los omóplatos y la espalda superior, así como los lados del torso. No aplique presión directamente sobre la columna, trabaje a ambos lados de ella.

Continúe con las piernas, desde el tobillo (con menos presión en la parte posterior de la rodilla) hasta la parte superior y de regreso para terminar en el pie.

Haga que su compañero gire para quedar boca arriba y comience a trabajar en los hombros, por delante y por detrás simultáneamente. Avance del cuello al cabello y después a la cara. Continúe dando masaje a cada brazo por separado, hacia arriba de la extremidad y de regreso, para terminar en la muñeca y la mano. Después, prosiga con la caja torácica, ambos lados del torso y el abdomen. Termine con las piernas, una vez más desde el tobillo (evitando la presión en las rodillas) hacia arriba y de regreso, para terminar en el pie.

Así como el masaje se debe empezar con un "contacto", se debe terminar con una "conexión" o "aterrizaje". Apoye una mano en cada pie con los pulgares en el empeine y aplique una presión media, o bien ponga las manos en dos partes distintas del cuerpo.

Un masaje de cuerpo completo debe durar de 1 a 1.5 horas, pero quizá cuando usted sea experto quiera concentrarse en áreas de tensión o dar tratamientos remediadores cortos.

ÁREAS DE MASAJE

Un masaje de cuerpo entero por lo general se divide en siete áreas diferentes.

POR DETRÁS
- Torso
- Piernas y pies

POR EL FRENTE
- Cuello y hombros
- Cuero cabelludo y cara
- Brazos y manos
- Torso
- Piernas y pies

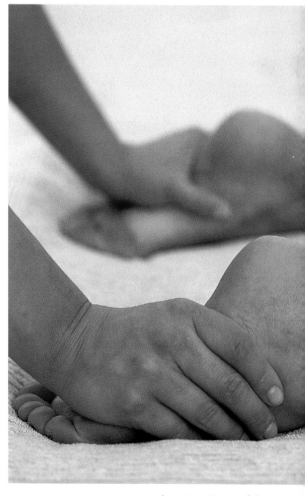

Postura y posición

Ya sea que trabaje con el receptor sobre una silla, en el suelo o en una mesa, su postura y posición desempeñan un papel importante en el tratamiento, ya que aseguran un buen control del ritmo, flujo y presión. Su postura y posición deben ser adecuadas para evitar estrés mecánico en su cuerpo.

Silla

Algunas técnicas de masaje pueden llevarse a cabo mientras el receptor está sentado. Esto es útil durante el embarazo o para los ancianos; también es adecuado para dar masaje en la oficina.

Receptor: hay varias posiciones que el receptor puede adoptar para trabajar sobre una silla:

- Sentado sobre una silla, inclínese hacia el frente sobre almohadas y descanse la cabeza y brazos en el respaldo.
- Sentado en una silla inclinado hacia delante sobre una mesa o escritorio con un cojín como soporte.
- Sentado con la espalda derecha cuando esté dando masaje a la cabeza, cuello y hombros por detrás, y las extremidades por el frente.

Dador: en la postura vertical (1), póngase de pie con la espalda derecha, los pies ligeramente separados y el peso del cuerpo balanceado equitativamente sobre ambas piernas. En la postura "del guerrero" (2) debe pararse con las piernas paralelas, pero con un pie frente al otro, los dedos del pie hacia el frente para proporcionar una base estable. Al inclinarse, levante hacia atrás el talón de la pierna trasera ligeramente y mantenga el frente de la pierna relajada. Los brazos deben estar estirados o un poco flexionados y la espalda más o menos derecha.

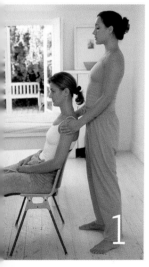

Suelo

Una colchoneta proporciona un soporte ideal para el receptor; si no, utilice una esterilla, cobijas o cualquier otra cosa acolchonada.

Asegúrese de tener suficiente espacio para poder moverse con facilidad sin interrumpir el desarrollo del tratamiento.

Las reglas principales de postura para trabajar sobre el suelo son:
- Relaje los hombros y la espalda superior.
- Muévase desde la cadera hasta las piernas.
- Mantenga la columna derecha tanto como le sea posible.
- ¡Respire!

Para trabajar en la parte superior del cuerpo del receptor, arrodíllese ya sea a un lado de la cabeza para que las rodillas estén paralelas a las orejas. Desde ahí, puede inclinarse hacia delante sobre el punto de contacto o enderece la espalda para estirarse.

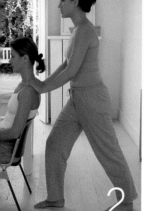

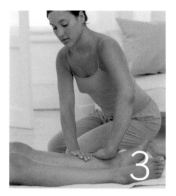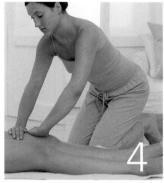

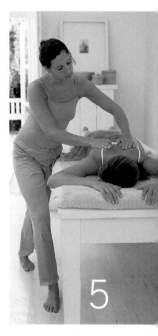

Al trabajar sobre áreas con las pantorrillas, muslos y los lados del torso, arrodíllese al lado de su compañero (3) con las rodillas separadas y los hombros relajados.

Mientras se estira hacia el frente, levántese un poco sobre las rodillas, muévase desde la cadera y mantenga la espalda y brazos tan rectos como pueda (4). Suelte al acariciar de regreso; para caricias largas y ascendentes a lo largo de las piernas o la espalda, póngase a un lado de su compañero con las rodillas juntas y siéntese sobre los talones. Para trabajar sobre los pies o para "aterrizaje" al final del tratamiento, adopte la posición de lado (3).

Mesa

Utilizar una mesa (*véase* la página 13 para las dimensiones) causa menor tensión en la espalda y menos esfuerzo físico que trabajar sobre el suelo. También será más fácil moverse.

Las reglas principales para trabajar sobre una mesa son:
* Póngase de pie frente a la mesa.
* Flexione la cadera y las rodillas.
* Evite torcer el cuerpo.

Cuando trabaje en cualquier extremo de la mesa adopte la postura vertical o la "del guerrero"; la última puede usarse al trabajar de lado.

La postura de "lanzamiento" (5) puede utilizarse de cualquier lado de la mesa para aplicar caricias largas sin tener que doblar la espalda. Inclínese contra la mesa o colóquese un poco lejos de ella. Mantenga ambos pies sobre el suelo; después, mientras se mueve hacia el frente, flexione la parte delantera de la rodilla y la pierna trasera derecha; los brazos deben estar estirados para aplicar la misma presión.

La posición del "mono" (6) se usa cuando la presión debe cambiar de una mano a otra y cuando las caricias se desplacen de lado a lado y no de arriba hacia abajo. De pie, ligeramente separado de la mesa, coloque el peso de su cuerpo equitativamente sobre ambos pies, con las rodillas un poco flexionadas y la espalda y los brazos rectos. Desplace su peso de un pie a otro para producir un movimiento de lado a lado.

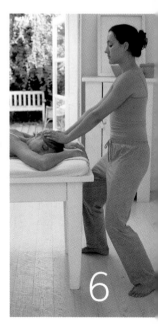

Frotación

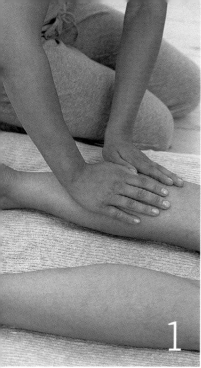

Effleurage o frotación es una palabra francesa y significa "acariciar"; es la técnica más sencilla que puede utilizarse en cualquier parte del cuerpo. Es un movimiento rítmico que se usa especialmente para:

- Hacer y romper el contacto.
- Permitir que su compañero se relaje mientras lo toca.
- Sentir dónde están las áreas de tensión.
- Esparcir aceite para masaje, loción, crema o talco con facilidad.
- Conectar diferentes partes del cuerpo.
- Calentar los músculos como preparación para un trabajo más profundo.

La frotación también ayuda a mejorar el flujo sanguíneo y linfático que induce la relajación. En particular, es la caricia que más se usa para resaltar los beneficios de la aromaterapia y de los aceites esenciales.

Mano abierta

Aceite las palmas de sus manos y, con los dedos juntos y las muñecas relajadas, haga contacto con su compañero y deslice ambas manos simultáneamente (1) con presión e ímpetu ascendente hasta donde alcance (2); después, separe y regrese sobre los lados de la extremidad o el torso con un movimiento similar a una brazada de pecho. Repita varias veces. Recuerde reducir la presión sobre las coyunturas y, cuando trabaje sobre la espalda, coloque las manos al lado de la columna y no trabaje directamente sobre ella. Otra forma de aplicar este masaje en el área de la espalda es hacer movimientos circulares amplios que suban en espiral hasta los hombros y regresar con las manos planas sobre los lados.

Para agregar presión, se puede colocar una mano sobre la otra y administrar el masaje; esto se conoce como frotación "con ambas manos" o "reforzado". También se puede aplicar la presión sólo con el pulgar.

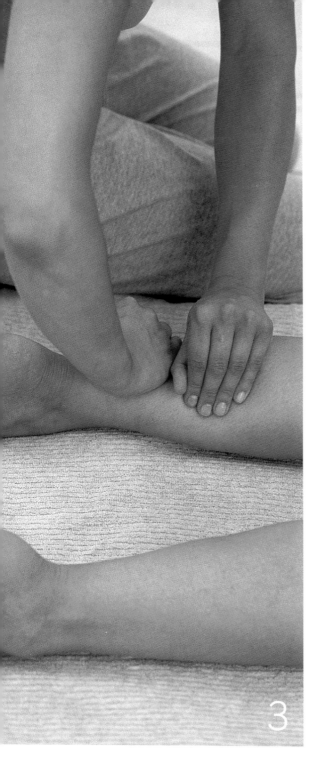

Ahuecamiento

Esta variación, donde las manos se cierran en forma de taza horizontalmente una frente a la otra, es especialmente útil para piernas y brazos. Póngase aceite en las manos y haga contacto con su compañero (3), deslice las manos hacia arriba de la extremidad hasta donde alcance sin esforzarse (4), voltéese y emplee la caricia con mano plana para regresar. El frotamiento ahuecado es una caricia muy calmante para los músculos de los brazos y pantorrillas, que con frecuencia son áreas muy sensibles. Cuando trabaje sobre la parte superior del muslo, lleve esta caricia más lejos con la parte exterior de la mano, voltee la mano sobre la parte interior del muslo de su compañero con prudencia para no molestarlo.

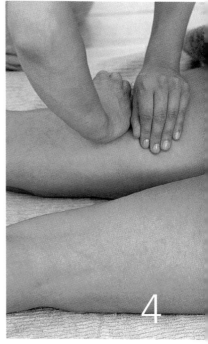

Amasamiento

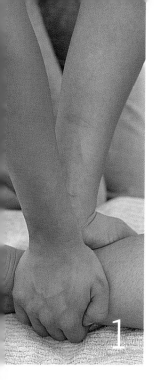

Amasamiento es el término general que se da a cualquier masaje que oprima, apriete y enrolle los músculos bajo la piel; también incluye las técnicas de sobar y apretar. Éste es un masaje de profundidad media que se utiliza después de la frotación y actúa para:

- "Ordeñar'" los músculos de desechos, ya que literalmente exprime la tensión, las toxinas y el cansancio del cuerpo.
- Como preparación para un trabajo más profundo, como la fricción (*véase* la página 30).
- Deshacer nudos específicos de tensión.
- Estirar y relajar las fibras musculares y fajas (tejido conectivo).
- Estimular la circulación en el área.

El amasamiento también ayuda a estimular el flujo de sangre y oxígeno y a relajar los músculos.

Manos iguales

Con las manos en la parte superior del músculo y soportando la parte inferior de los dedos, apriete el monte de la mano hacia abajo; ambas manos deben hacer lo mismo (1). Después lleve los dedos hacia arriba para tomar una porción de piel entre las dos manos. Deslice el monte de la mano y repita con ritmo continuo de apretar y soltar; trabaje hacia la parte superior del músculo.

Manos alternadas

Emplee el mismo procedimiento; puede utilizar las manos alternadamente: una aprieta hacia abajo y se estira hacia arriba y la otra le sigue (2). En un área más amplia (como los lados de los glúteos) esto resulta particularmente útil para trabajar un lado a la vez.

Amasamiento con una mano

Esta técnica es más efectiva cuando se requiere una presión fuerte al trabajar sobre los hombros de su compañero o, sobre la espalda, los lados de la columna. Con una mano sobre la extremidad o el torso, repita el amasamiento con la otra; cepille sobre el músculo y ajuste la presión de acuerdo con la tensión de su compañero.

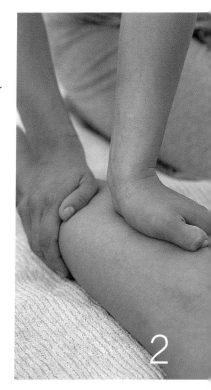

Otras técnicas de amasamiento

Sacar

Éste es un masaje que literalmente "saca" toda la tensión y toxinas acumuladas en los músculos (3). Utilice toda la mano con el pulgar cerca de los dedos; trabaje alternadamente hacia atrás y adelante en un movimiento continuo; levante la piel hacia usted con una mano y con la otra empújela hacia abajo. En general esta técnica se utiliza en la pantorrilla y muslo, pero si está trabajando sobre músculos pequeños puede separar el pulgar para obtener un agarre más firme mientras saca.

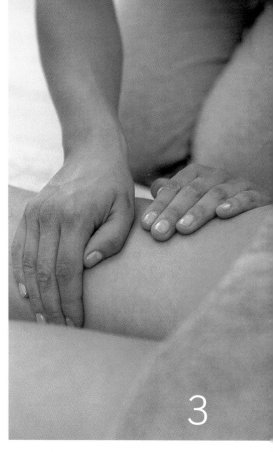

Sobar

Sobar, que con frecuencia se cree es la única forma del amasamiento, requiere presión media y debe ser aplicada sólo después de haber relajado el músculo, en general sobre áreas amplias y con bastante músculo. Entre más lento y profundo sea el masaje, más beneficios tendrá. Utilice las manos completas con el pulgar separado (4), inclínelas con firmeza sobre el músculo y utilícelas alternadamente acercando una mano hacia la otra; apriete y enrolle los músculos de un lado a otro; imagine que está amasando. Trabaje en forma ascendente sobre el músculo y mantenga contacto con ambas manos en un movimiento continuo y rítmico.

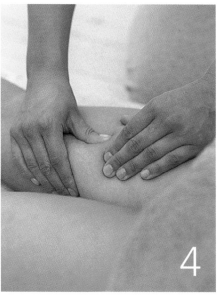

Percusión

Se le llama percusión debido al sonido que produce; los profesionales lo conocen como palmaditas, que proviene de la palabra francesa para "golpeteo ligero". Consiste en masaje rápido que se lleva a cabo utilizando ambas manos alternadamente en un movimiento rítmico. Al igual que en la sección de percusiones de una orquesta, poco a poco gana ímpetu y termina de manera abrupta.

Esta técnica se utiliza para:

- Mejorar la circulación local.
- Tonificar y estimular las áreas de tejido suave, tal como la parte exterior de las caderas y los glúteos.
- Estimular las terminaciones nerviosas.

No se requieren aceites o cremas.

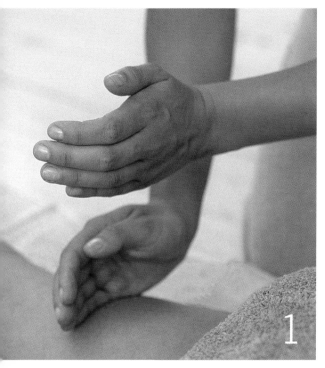

1

Cortes

Acaricie y sacuda manos y muñecas para asegurarse de que estén relajadas. Con movimientos de corte y un golpe ligero de las muñecas, lleve ambas manos hacia abajo alternadamente con una separación de 4 a 5 cm sobre el cuerpo de su compañero (1). Sólo el meñique debe golpear el tejido con los demás dedos cayendo sobre él. La primera mano debe levantarse con rapidez mientras la otra baja; es posible que necesite práctica para desarrollar un ritmo uniforme; intente trabajar al ritmo de música con una cadencia de tambor. Una vez que domine la técnica, puede variar la velocidad y la fuerza de acuerdo con las necesidades de su compañero. Un corte más fuerte puede aplicarse con el puño un poco cerrado y los dedos juntos. Siempre mantenga los hombros y los codos relajados al utilizar esta técnica.

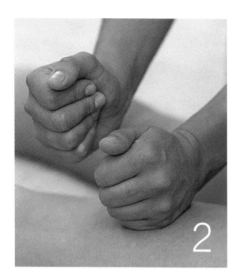

Golpeteo

El golpeteo ligero se lleva a cabo (de la misma manera que otros masajes de percusión) con un golpe ligero de la muñeca. Para un trabajo más intensivo, la muñeca se mantiene firme y el codo doblado, se baja el antebrazo para que el masaje tenga más peso corporal. Cierre los puños sin apretar con los pulgares en la parte superior, después llévelos hacia abajo alternadamente (2), como en el corte, y con el lado de la palma rebote firmemente sobre el tejido; debe producir un fuerte sonido rítmico; este masaje se aplica sólo en las áreas amplias y con bastante tejido, como los glúteos o caderas.

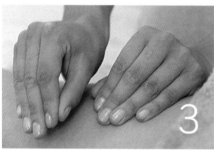

Ahuecamiento

Coloque sus manos en forma de taza y mantenga los dedos firmes. Muévase desde el antebrazo, no desde la muñeca; baje las manos alternadamente sobre el cuerpo de su compañero (3), atrape el aire contra la piel del cuerpo y levante cada mano de 4 a 5 cm mientras baja la otra. Esto hará sonidos huecos mientras trabaja a lo largo del área.

Golpe ligero

Esta técnica a veces se conoce como puntear. Con los dedos estirados, lleve los pulgares y las puntas de los dedos a la piel de su compañero y, con una acción rápida; tome pequeñas cantidades de piel (4) y deje que se resbalen suavemente con cada caricia, voltee la muñeca un poco mientras suelta y alterne las manos con un movimiento rítmico y firme.

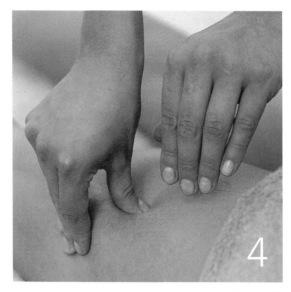

Fricción

La fricción, un masaje profundo y enfocado, se lleva a cabo después del frotamiento y el amasamiento. Esta técnica emplea principalmente la punta de los dedos pulgares y los montes de las manos y, en general, se realiza con una sola mano a la vez, así como con muy poco o nada de deslizamiento; por lo tanto, casi no se necesitan cremas o aceites. Los movimientos llegan hasta la parte profunda del tejido, donde puede haber más tensión.

La fricción se utiliza para:

- Reducir el edema (retención de agua).
- Estirar y liberar nudos de tensión.
- Dispersar calcificaciones alrededor de las coyunturas (como la gota).
- Estimular el tracto digestivo y el colon.
- Mitigar el dolor intenso e intermitente de ramificaciones del sistema nervioso central.

Fricción con nudillos derechos

Cierre el puño sin apretar y con los nudillos planos sobre la piel de su compañero, deslícelos sobre la pierna o la espalda; utilice la parte media de los dedos (1). No rote los dedos y siempre trabaje hacia el corazón para ayudar al flujo sanguíneo y linfático. Este masaje trabaja de manera profunda en los músculos y el tejido para liberar tensiones y depósitos difíciles de tratar.

Fricción con nudillos en círculo

Al igual que en la técnica anterior, cierre el puño sin apretar, pero en vez de deslizarse hacia delante, rote los dedos al mismo tiempo en un movimiento circular (2). Si se realiza de forma ligera, relaja el pecho y el área de los hombros; también puede usarse para trabajar en la parte profunda de los músculos pectorales o alrededor de los omóplatos para liberar tensión acumulada durante mucho tiempo. Es muy agradable recibir este masaje en la parte trasera de manos y pies.

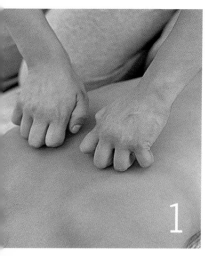

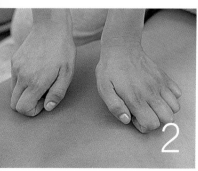

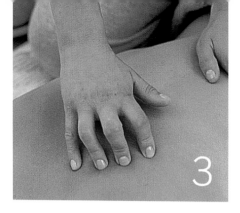

Fricción circular

Trabaje con una mano a la vez; repose la otra sobre su compañero para tranquilizarlo (3). Con los dedos un poco separados, aplique presión uniforme con la punta de los dedos al mover el tejido sobre la estructura corporal con un movimiento pequeño y circular, que empiece con suavidad y aumente progresivamente. También puede mover los dedos hacia atrás y adelante.

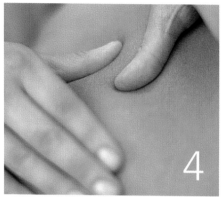

Balanceo con pulgares

Utilice la longitud de los pulgares y apóyese sobre la piel de su compañero con todo el peso del cuerpo; lleve un pulgar hacia abajo detrás del otro y empuje hacia fuera con masajes cortos y profundos, con un movimiento rítmico (4). Este masaje puede aplicarse en cualquier área para relajar fibras de músculos anudados, y es especialmente útil para liberar la tensión entre la columna y los omóplatos.

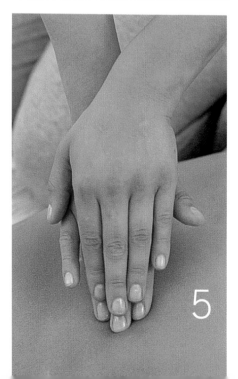

Círculos

Coloque una mano sobre la otra con los dedos derechos pero relajados. Inclínese sobre el músculo con la punta de los dedos y lentamente haga pequeños círculos; trabaje alrededor de las coyunturas y las áreas de tensión (5). El objetivo es mover el tejido subyacente y no deslizarse sobre la superficie de la piel. En la espalda trabaje en los nervios y músculos que se extienden hacia fuera de la columna y nunca sobre los músculos de la columna. Al friccionar alrededor de la rodilla, utilice los pulgares en vez de la yema de los dedos.

El final del masaje

Al terminar el tratamiento su compañero se sentirá un poco distante y relajado, por lo cual es muy importante concluir de forma sensible para regresarlo a un estado de alerta lentamente. Siempre termine con un masaje de aterrizaje para completar la rutina y estimular a su compañero a quedarse quieto y descansar durante algunos minutos antes de levantarse.

Cepillado de pluma

Este masaje se utiliza para tranquilizar y calmar cuando se ha completado la secuencia de la sesión y deja a su compañero relajado. Mantenga brazos y manos relajados, acaricie la piel de su compañero ligeramente en dirección descendente (1), utilice una mano después de la otra y cubra la mayor área posible sin cambiar de posición. Con cada movimiento aligere el contacto hasta que apenas toque la piel.

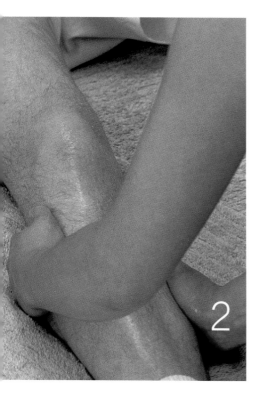

Mecer

Este masaje de presión ligera se utiliza después de trabajar sobre áreas específicas del cuerpo o al inicio del masaje para relajar y aflojar las extremidades, para estimular el cuerpo de su compañero a que se deje llevar y sucumba ante el tratamiento. Cuando trabaje en los brazos, haga que su compañero se acueste boca abajo y dé soporte a la parte superior del brazo al colocar su mano en forma de taza de cada lado. Meza el brazo hacia adelante y hacia atrás entre las manos, descienda sobre el brazo con un movimiento lento e incremente la velocidad alrededor del área de la muñeca. Para terminar, dé masaje sobre los dedos y repita en el otro brazo.

Para mecer las piernas, haga que su compañero se recueste boca arriba. Coloque las manos a cada lado de los muslos y meza las piernas hacia atrás y adelante entre las manos, muévase lentamente en sentido descendente por la pierna y termine por acariciar los dedos del pie. Repita en la otra pierna. Si lo lleva a cabo al final del tratamiento, termine por aterrizar a su compañero.

Aterrizaje

Para aterrizar a su compañero al final del masaje, coloque los pulgares en los empeines y el resto de su mano en las plantas del pie (3), haga presión fuerte y uniforme durante, por lo menos, 30 segundos. Si ha estado trabajando sobre la parte superior del cuerpo únicamente, el aterrizaje también ayudará a "reconectar" al receptor y completar el masaje de manera amable y le indicará a su compañero que la sesión ha terminado.

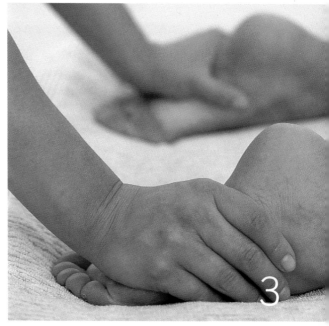

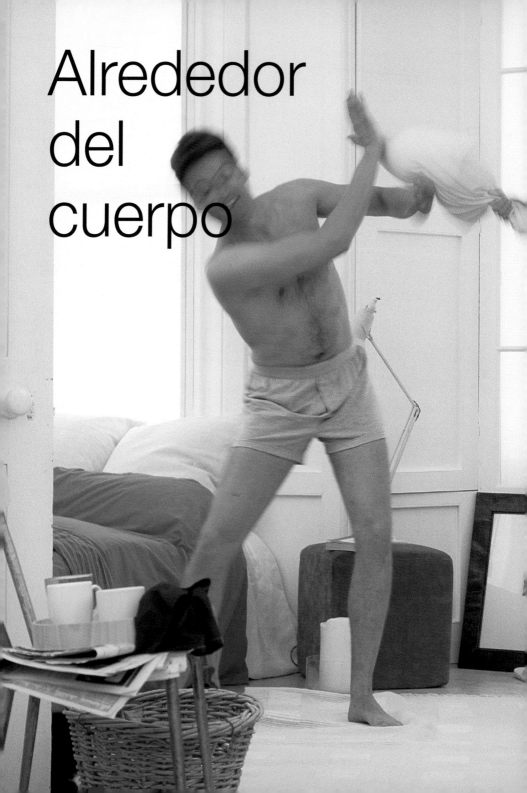

Alrededor
del
cuerpo

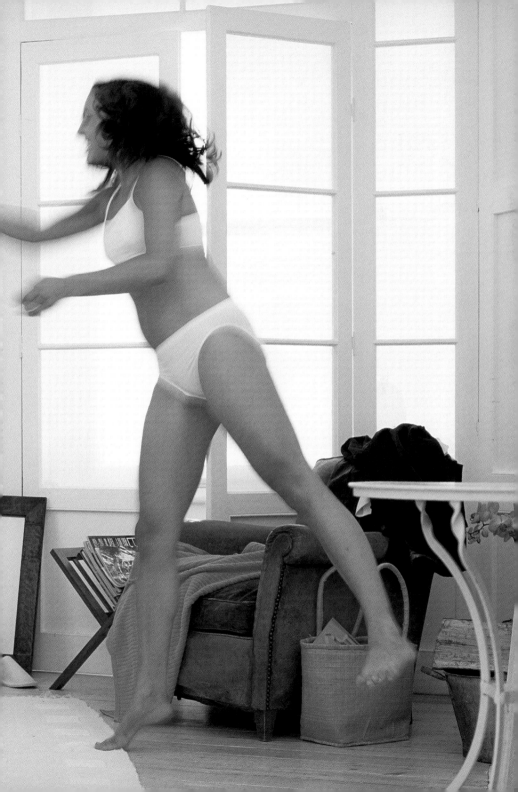

Masaje energizante matutino

Mucha gente cree que el masaje es sólo para relajarse y que, por lo tanto, es ideal antes de acostarse. En realidad, puede aplicarse en cualquier momento del día y funciona tanto para estimular como para relajar. Para poner en movimiento todos sus sistemas por la mañana, las técnicas como la percusión y la fricción se utilizan para estimular el flujo sanguíneo y linfático y dejarlos listos para la actividad del día.

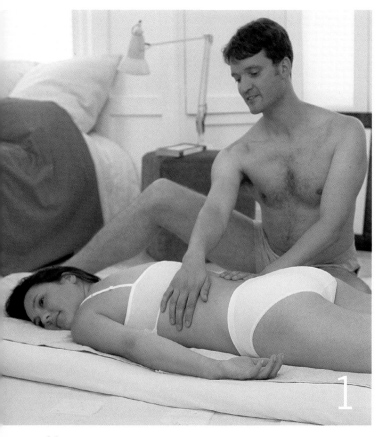

1

Con su compañero boca abajo, colóquese a un lado y con ambas manos aplique masajes que aprieten (*véase* la página 27) a lo largo de toda la espalda. Ponga una mano en el lado de la espalda que le queda más cerca y la otra mano en el otro lado. Empuje hacia delante con la base de la palma cercana mientras tira con los dedos de la otra, en un movimiento cruzado continuo.

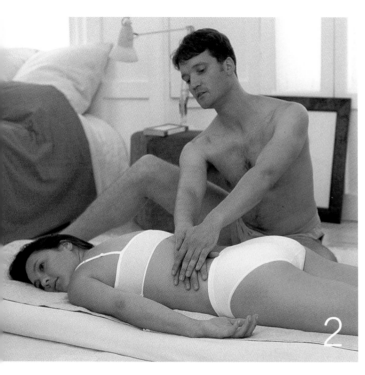

2

Con una palma sobre la espalda del compañero, ponga la otra mano encima y, haciendo masajes de frotación con ambas manos (*véase* la página 24), realice amplios movimientos circulares sobre toda la espalda.

3

Con masajes de golpes ligeros (*véase* la página 29), trabaje sobre el área de los omóplatos evitando la columna. Esto estimulará la circulación y ayudará a liberar cualquier congestión de los pulmones.

LA SEGURIDAD ES PRIMERO

Recuerde: siempre trabaje a ambos lados de la columna, pero nunca directamente sobre ella.

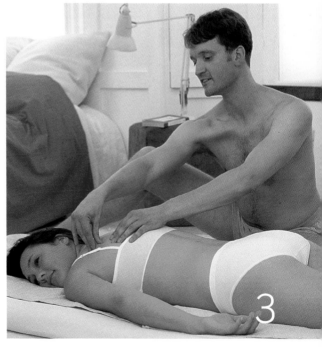

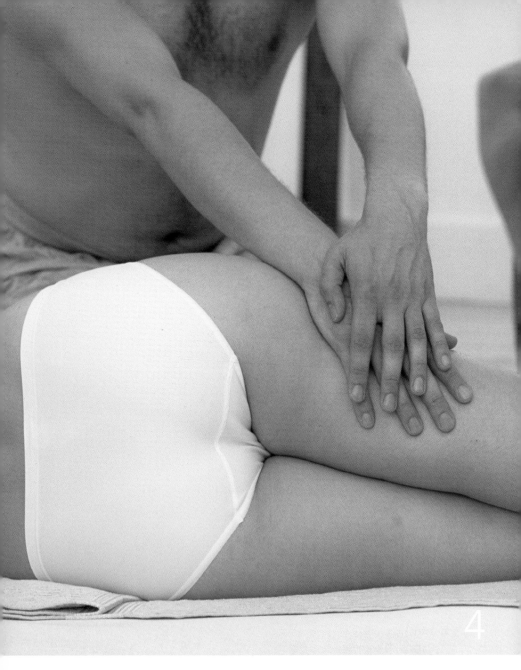

4

4

Con su compañero recostado de lado, dé masaje de
frotación con ambas manos sobre toda la parte superior
trasera de la pierna y el muslo.

5

Con su compañero todavía en la misma posición y asegurándose de que la pierna tenga suficiente apoyo, dé masaje de presión para trabajar sobre la parte superior de la pierna, entre la rodilla y la cadera.

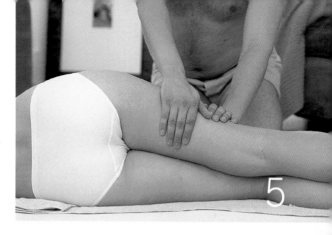

6

Doble los dedos de la mano sin apretar el puño y golpee ligeramente el lado suave hacia arriba y debajo del muslo alternadamente (*véase* la página 29).

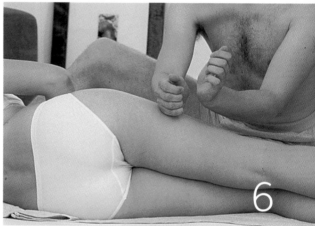

7

Al terminar el golpeteo, desdoble los dedos y sacuda las manos para relajarlas. Suavemente baje la orilla de cada mano alternadamente golpeando con el lado de la mano (*véase* la página 28) y gane ímpetu lentamente. Una vez establecido un buen ritmo sostenible, trabaje directamente sobre el muslo.

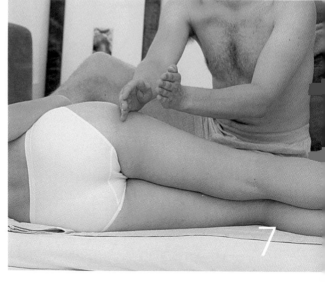

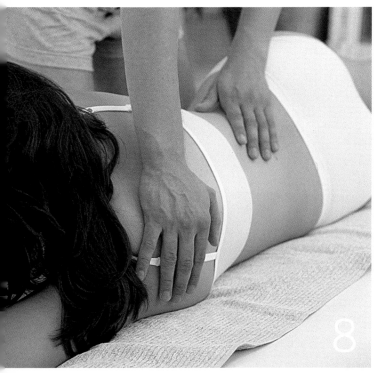

8

Ponga una mano en el hombro más alejado de su compañero y la otra del lado más cercano de su espalda baja. Empuje hacia delante con la base de la palma de la mano que está en el hombro y al mismo tiempo tire de los dedos que están sobre la espalda baja, para crear un largo estiramiento diagonal a lo largo de todo el torso. Gire a su compañero hacia el otro lado, colóquese del otro lado y cambie sus manos para repetir el estiramiento.

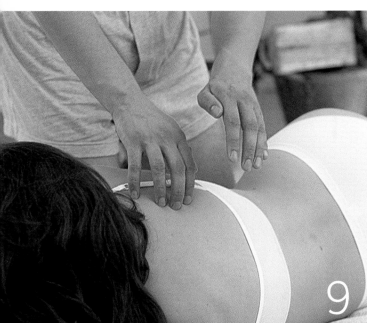

9

Utilizando la punta de los dedos en rotación, tamboree con suavidad la piel de su compañero, elevando cada dedo antes de que el siguiente toque. Use ambas manos al mismo tiempo e incremente la velocidad pero no la presión. Con ese movimiento, trabaje sobre los músculos entre los omóplatos y la columna para aliviar cualquier congestión en el área de los pulmones.

10

Ésta es otra variación del corte (*véase* la página 28) llamada *corte con la mano abierta*. Los dedos están separados para dar una sensación y presión más ligera. Usando este movimiento, trabaje toda el área de la espalda, evitando la columna, para estimular la circulación sanguínea y para dejarlo listo para el día que comienza.

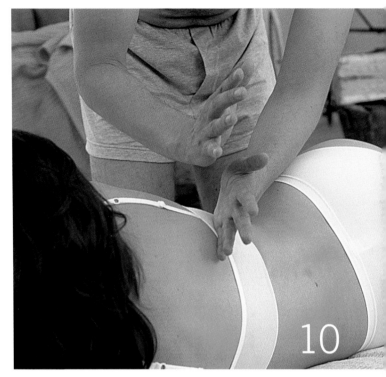

11

Este uso dinámico del corte viene del masaje ayurvédico de la India, donde se aplica en la cabeza. Trabaje ligeramente sobre el cuero cabelludo de su compañero para estimular el flujo sanguíneo. Esta técnica es en extremo útil para propiciar el crecimiento del cabello y mejorar su condición.

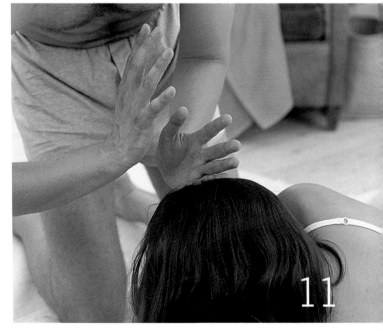

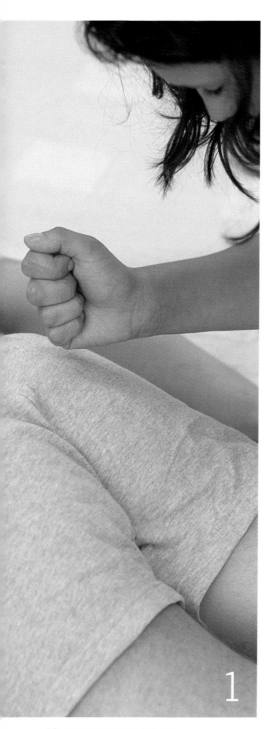

Masaje linfático

Aplicado por las mañanas, el masaje linfático fortalece su sistema inmunológico y propicia la eliminación de toxinas y productos de desecho, dejándolo con una sensación de energía. El sistema linfático desempeña un papel importante en el mantenimiento de niveles adecuados de fluidos y en el sistema inmunológico. Se trata de un complejo sistema de filtros formado por pequeños nódulos, cuyas glándulas linfáticas carecen de músculos que aceleren el flujo y el drenaje, funciones en las cuales interviene el masaje para movilizar zonas que se han atrofiado.

1

Con su compañero boca abajo forme un puño con su mano derecha y, con firmeza pero sin lastimarlo, golpee el glúteo derecho.

Repita cinco veces.

Repita del lado opuesto.

2

Con la mano abierta utilice el dorso de la mano para dar palmadas suaves sobre los riñones.

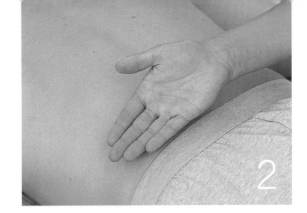

3

Cierre el puño, pida a su compañero que respire profundamente y al exhalar golpee la espalda media a ambos lados de la columna.

Repita cinco veces.

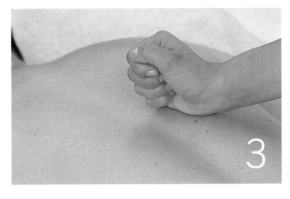

4

Sosteniendo el brazo de su compañero con una mano a la altura de la muñeca y con la otra por arriba del codo, levántelo hacia arriba y suéltelo al mismo tiempo que lo tira ligeramente hacia atrás.

Repita varias veces antes de continuar con el otro brazo.

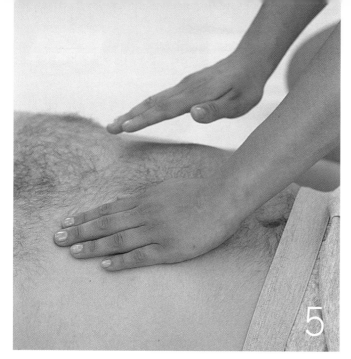

5

Pida a su compañero que se ponga boca arriba y que respire profundamente. Al exhalar, dé una serie de palmadas suaves y rápidamente con ambas manos sobre el área de las costillas durante 30 segundos.

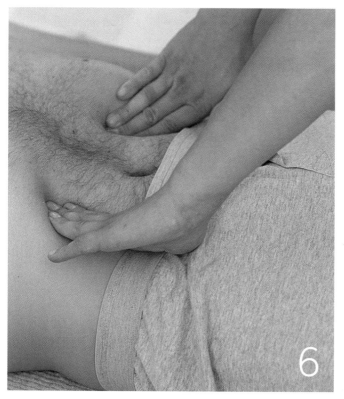

6

Moviendo las manos bajo las costillas, dé un masaje sobre los costados hacia el ombligo.

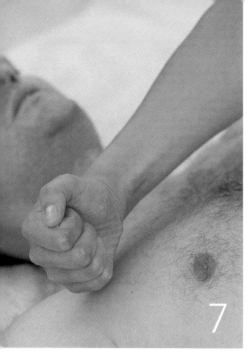

7

Pida a su compañero que respire profundamente y al exhalar, con la mano derecha en puño, golpee bajo la clavícula cinco veces.

8

Repita el paso 7 pero utilice su mano izquierda sobre el lado derecho de su compañero con el objetivo de limpiar los flujos linfáticos del corazón.

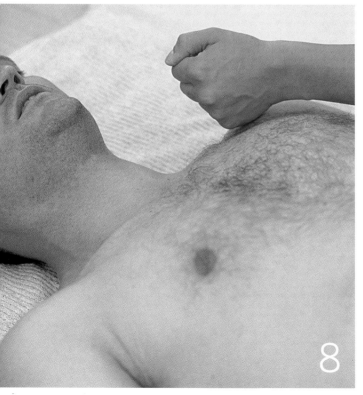

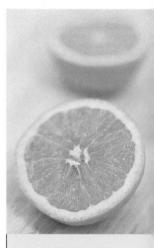

Consejo

Un vaso con agua caliente y una rebanada de limón, toronja o naranja es una manera refrescante, purificadora y estimulante de empezar el día.

9

Coloque su mano extendida sobre el esternón y entre las mamas; pida a su compañero que respire profundamente y, al exhalar, golpee con el puño sobre su mano extendida; repita cinco veces.

10

Con la punta de los dedos golpetee ligeramente la parte superior del pecho.

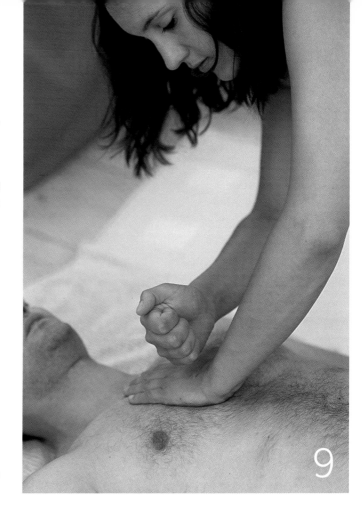

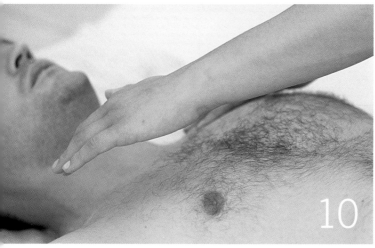

11

Repita el paso 10 a ambos lados del cuello simultáneamente.

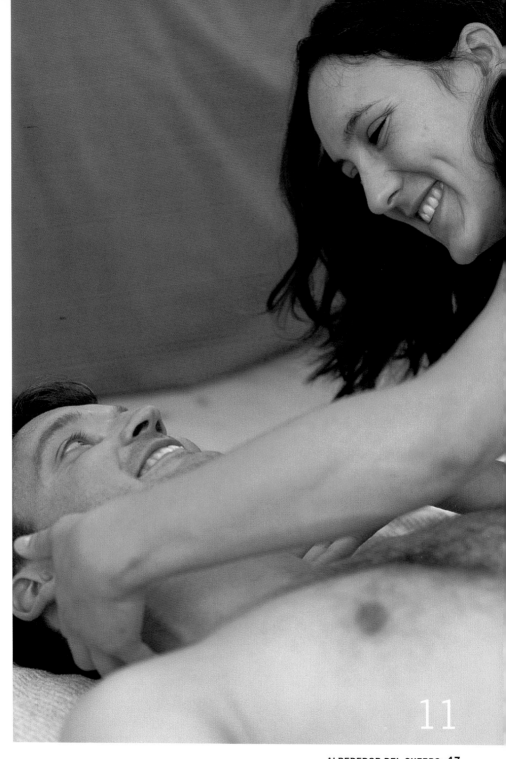

11

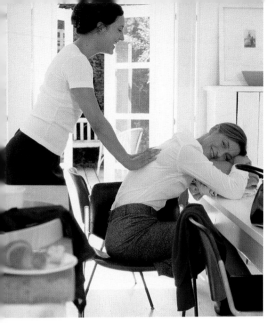

Cuello y espalda alta

Ésta es una rutina fácil que puede hacer sentado en la mesa de la cocina, en el escritorio o en cualquier otra superficie estable con la altura adecuada. Asegúrese de que su compañero esté cómodo, con los brazos y la parte superior del cuerpo apoyados en algo suave.

1

Coloque su mano derecha en el hombro derecho de su compañero para hacer contacto. Con su mano izquierda, trabaje desde la izquierda de la columna vertebral aplicando una presión estable desde la base de la palma y con un movimiento suave desde la espalda baja hasta el área de los omóplatos.

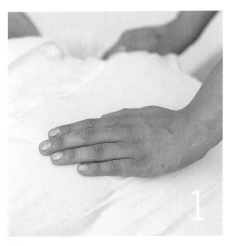

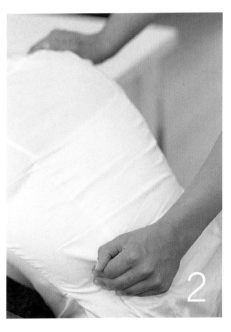

2

Cierre el puño y frote (*véase* la página 24) en círculos amplios, siempre aplicando la presión y con movimientos ascendentes hacia el corazón.

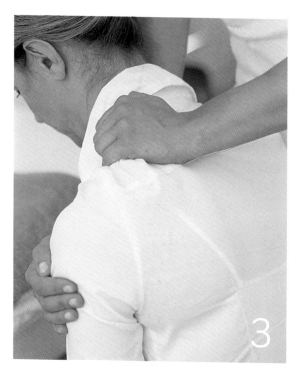

3

Colóquese al lado de su compañero, enderécelo y mueva su mano derecha desde el hombro derecho a lo largo de la parte superior del brazo izquierdo, mientras sostiene la parte superior del torso desde el frente. Con la mano izquierda, levante y apriete el músculo entre el omóplato izquierdo y la columna con el monte de la mano y los dedos.

Repita los pasos 1 a 3 del otro lado.

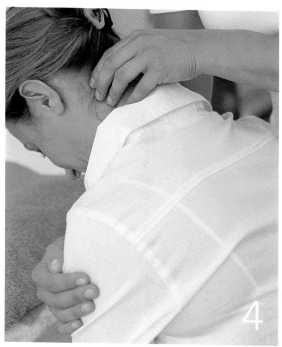

4

Pida a su compañero que agache la cabeza ligeramente y, todavía sosteniendo el frente de sus hombros, apriete los músculos del cuello con los dedos y el pulgar, subiendo hasta la base del cráneo. Si aquí va a terminar el masaje, "aterrice" a su compañero apretando ligeramente los brazos y las piernas, y sosteniendo sus pies durante 10 segundos.

LA SEGURIDAD ES PRIMERO

Recuerde: siempre trabaje a ambos lados de la columna, pero nunca directamente sobre ella.

Parte superior de los brazos y hombros

Después de un largo día de trabajo, la tensión aparece en los músculos que estabilizan el hombro.

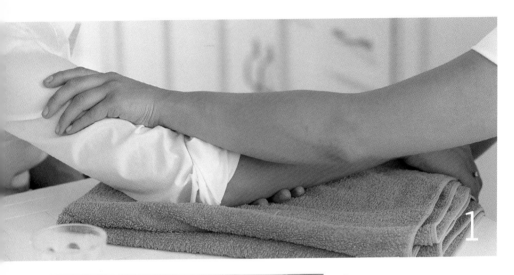

1

Con una mano bajo el codo de su compañero para darle estabilidad, frote (*véase* la página 24) sobre el brazo subiendo desde el codo por la parte interna hasta el hombro, para continuar por la parte externa del brazo en dirección opuesta.

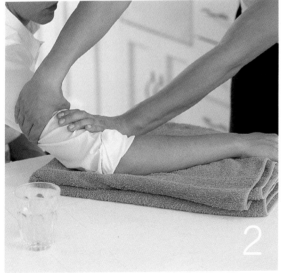

2

Girando hacia su compañero, apriete (*véase* la página 27) los músculos de la parte superior del brazo con movimientos continuos y rítmicos que cubran toda el área.

3

Deslice su mano de la muñeca al hombro aplicando presión con los pulgares y trazando los contornos mientras avanza.

Repita de tres a cinco veces.

4

Con una mano sosteniendo la parte superior del brazo y con la otra sosteniendo con firmeza la mano de su compañero, inclínese hacia atrás para dar al brazo y hombro de su compañero un estiramiento adecuado. Sostenga el brazo de 5 a 1 segundos y suéltelo lentamente.

Continúe con el otro brazo y repita los pasos 1 a 4.

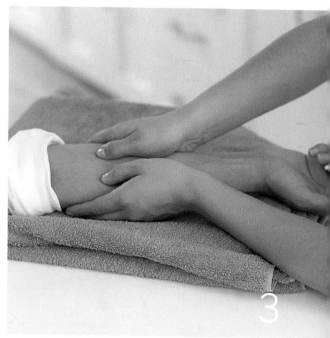

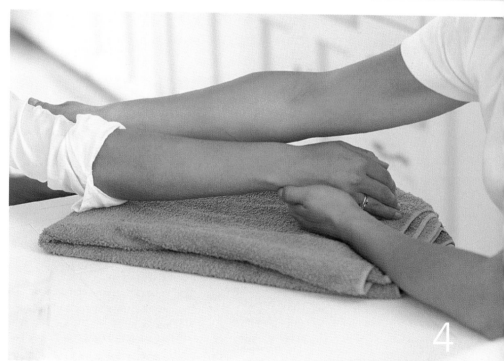

Espalda

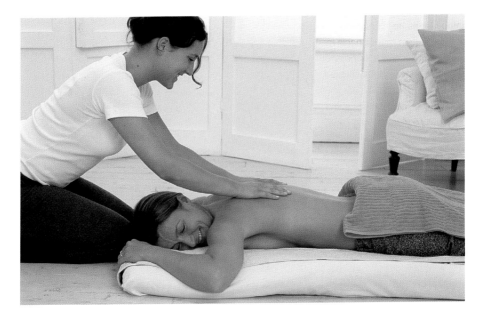

Los dolores de espalda son responsables de más días de trabajo perdido que cualquier otro padecimiento. La espalda es vulnerable porque es nuestra principal estructura de soporte y almacena cantidades enormes de tensión en los grandes músculos que cubren el área. La mayoría de las personas que visitan a un terapeuta de masaje padecen dolor de espalda de algún tipo, con frecuencia debido a malos hábitos de postura.

La espalda es el área más grande a la que usted dará masaje y con frecuencia es el mejor lugar para empezar una rutina, pues le permite a su compañero relajarse. Asegúrese de que usted esté cómodo y guarde su energía moviendo su cuerpo desde la cadera en lugar de sólo los brazos y el torso. Puede combinar la rutina de la espalda con otras que tratan la cabeza o las piernas y los glúteos, pero por sí misma es igualmente efectiva.

Colóquese a la cabeza de su compañero, que debe estar recostado boca abajo con los brazos flexionados a la altura de su cabeza. Coloque sobre sus manos tibias aceite previamente entibiado y haga contacto sobre los omóplatos; déjelas ahí 10 o 20 segundos. Quizás observe cierta tensión y rigidez, o incluso que se contraen los músculos cuando se empiezan a relajar.

1

Frotando con las manos abiertas (*véase* la página 24), trabaje ambos lados de la columna deslizando sus manos hacia la espalda baja. Si está trabajando en el suelo, puede ser necesario que se levante sobre las rodillas para balancear el peso en el movimiento y cuando se estire hacia delante para alcanzar el área de la espalda baja.

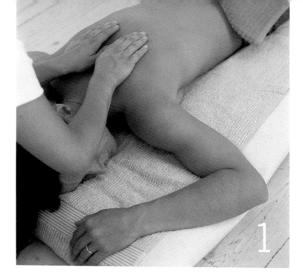

2

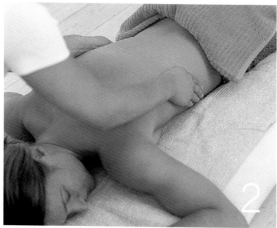

En la espalda baja deslice ambas manos hacia los lados del torso y continúe hacia arriba por los lados de éste, tirando ligeramente para terminar en el área de las axilas.

3

Mueva sus manos hacia la columna y deslícelas sobre la parte superior de los omóplatos.

En esta etapa puede repetir cuatro o cinco veces los pasos 1 a 3 o bien continuar con la secuencia.

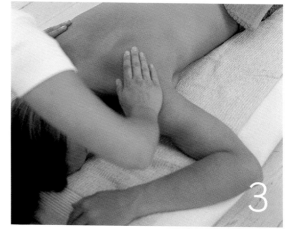

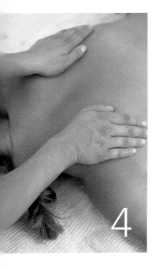

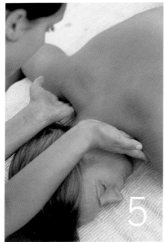

4 y 5

Sobre los omóplatos gire las manos hacia afuera y colóquelas sobre los hombros de manera que la palma de las manos mire hacia arriba con los dedos extendidos por el frente de los hombros. Con las manos en forma de cuchara tire hacia adentro en dirección al cuello.

Repita tres o cuatro veces los pasos 1 a 5. La última vez puede subir las manos por el cuello hasta donde comienza el cuero cabelludo.

Frotación inversa

Esta parte de la rutina se llama *frotación inversa*, pues se trabaja en la dirección opuesta a la anterior. Potencialmente, es un tratamiento más profundo y se concentra en la espalda alta y el área de los hombros donde con frecuencia se experimentan tensión, incomodidad e incluso dolor. Para trabajar con mayor profundidad y dividir el área de tensión, se puede utilizar una serie de movimientos después del paso 3 (*véase* la página 53). Éstos son efectivos para relajar músculos tensos y deshacer nudos de tensión, al mismo tiempo que propician el relajamiento y la circulación en el área.

6

Coloque los pulgares en ambos lados de la columna y, frotando, deslícelos simultáneamente hacia la espalda baja. Puede sentir nódulos y notar un cambio en la textura de la piel en zonas especialmente tensas.

Repita tres o cuatro veces.

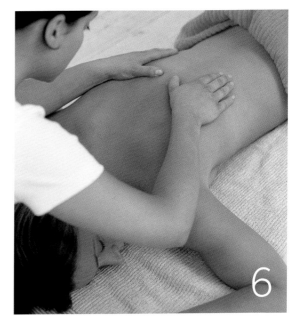

7

En el triángulo entre la columna, el borde interno de los omóplatos y la base del cuello, aplique balanceo con pulgares primero de un lado y luego del otro (*véase* la página 31), asegurándose de utilizar todo el pulgar y no sólo las yemas. Donde se encuentre un nudo de tensión, dedique cierto tiempo a trabajar sobre el área y después relájela con movimientos más suaves y amplios.

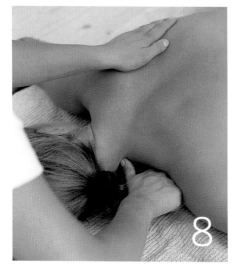

8

Asegúrese de que la cara de su compañero no mire de frente a usted. Coloque una mano abierta en la espalda alta y cierre la otra en puño. Utilizando sólo la parte plana del puño (no los nudillos) deslice la mano desde la base del cuello hasta la orilla del hombro manteniéndola apoyada siempre en la superficie. Aligere la presión al final del movimiento, levante la mano y regrese a la base del cuello. Ajuste la presión según la rigidez del músculo. Esto se llama frotación *du poing* y se utiliza para músculos tensos y muy desarrollados.

Repita tres o cuatro veces y cambie de lado.

9

Sostenga la cabeza de su compañero que mira hacia afuera. Deslice su mano por el cuello con la palma y los dedos por debajo, aplicando una presión moderada y empujando hacia afuera para terminar en la parte superior del brazo. Repita algunas veces antes de cambiarse al otro lado. Si se siente con la suficiente confianza, al mismo tiempo intente mover la cabeza de su compañero hacia el otro lado, lo que dará a los músculos un estiramiento muy ligero que ayuda a liberar la tensión. No lo intente si su compañero sufre de osteoporosis o de espondilosis (inflamación de las vértebras).

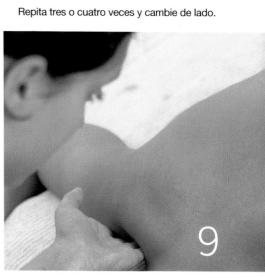

Automasaje

Una de las mejores maneras de combatir el estrés y las torceduras frecuentes (*véase* la página 112) es tomar descansos regulares durante el día laboral. La siguiente es una rutina simple que puede hacer en el trabajo. Repita cada movimiento tantas veces como lo necesite en el tiempo que disponga. Ya sea que dedique 5 o 20 minutos a trabajar en sí mismo, sentirá el beneficio y tendrá más energía para el resto del día. Esta rutina es especialmente buena para mitigar la tensión en el cuello, que con frecuencia ocasiona dolores de cabeza o rigidez.

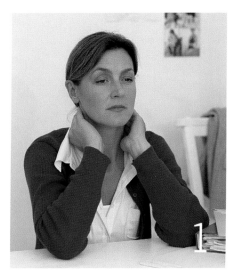

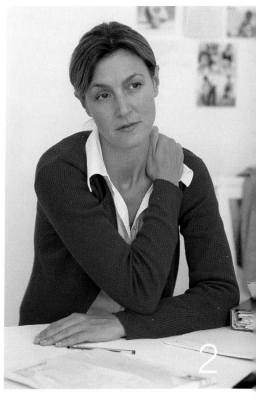

1

Apoye los codos sobre el escritorio y coloque los dedos en la parte de atrás del cuello en ambos lados de la columna, inclinando la cabeza ligeramente hacia el frente. Asegúrese de estar cómodo y después, con la yema de sus dedos, trabaje a lo largo del cuello en ambos lados de las vértebras rotando los dedos y aplicando presión.

2

Coloque una de sus manos sobre el escritorio y la otra en el hombro contrario. Gire ligeramente la cabeza hacia el lado opuesto del lado al que está dando masaje, apriete el músculo entre los dedos y el monte de la palma de su mano moviéndose de la base del cuello a la orilla del hombro.

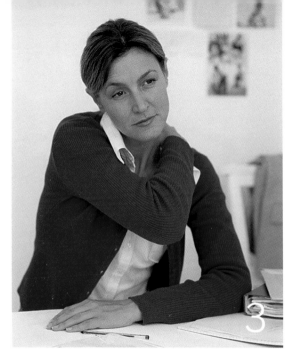

3

En la misma posición que en el paso 2, ponga los dedos sobre el músculo del hombro y mueva las yemas en círculos aplicando cierta presión, una vez más moviéndose de la base del cuello a la orilla del hombro.

Continúe con el otro lado y repita los pasos 2 a 3.

4

Para completar el masaje tome los lóbulos de sus orejas entre el pulgar y el dedo índice, cierre los ojos y visualice una escena tranquila y que le agrade (por ejemplo, una caminata por la playa o un paseo en un jardín). Respire profundamente y al exhalar tire los lóbulos hacia abajo y hacia afuera muy despacio. Tome un poco de agua y se sentirá listo para continuar su trabajo.

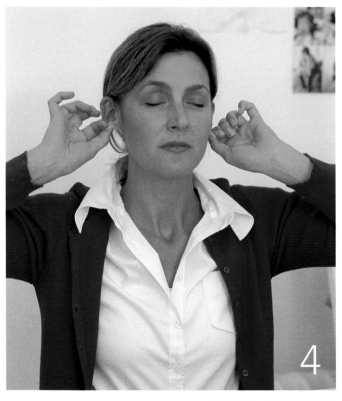

Rutina sentada

Si tiene suficiente tiempo libre (a la hora de la comida, por ejemplo) esta rutina sobre la ropa le permitirá trabajar tanto la espalda como el cuello y los hombros de un colega, ya que son las áreas principales de tensión para quienes trabajan en una oficina y con computadoras. Algunas compañías grandes emplean a un fisioterapeuta "corporativo" como parte de su programa de salud y proporcionan una silla de masaje especialmente diseñada para la comodidad del receptor y la accesibilidad del terapeuta. Usted puede utilizar una silla de oficina cualquiera siempre y cuando no tenga ruedas.

1

Antes de empezar asegúrese de que su compañero se sienta cómodo con su tacto. Acerque las manos lentamente y colóquelas con las palmas abiertas sobre los hombros. Manténgalas ahí por 30 segundos, mientras su compañero cierra los ojos y se relaja como preparación para el masaje.

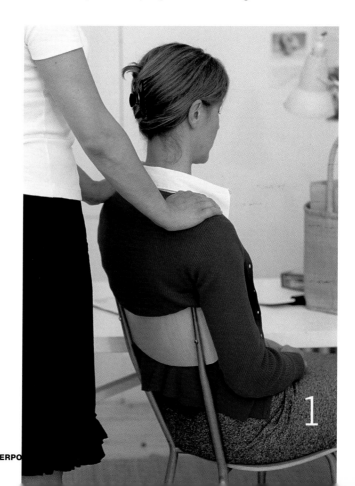

2

En el área entre la columna y los omóplatos, utilice el monte de ambas manos y los dedos para levantar y apretar el músculo al mismo tiempo.

Repita de tres a cinco veces.

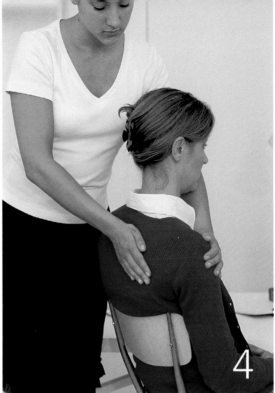

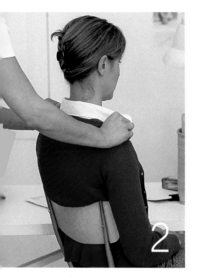

3

Con los dedos sobre los hombros haga un movimiento circular con las yemas de los dedos a lo largo del músculo en el triángulo entre la clavícula y los hombros. Inclínese ligeramente hacia atrás para aplicar presión. Recuerde que entre más se incline más fuerte tirará, pero asegúrese de mantenerse en un nivel que sea cómodo para su compañero.

Repita de tres a cinco veces.

4

Colóquese al lado de su compañero y ponga un brazo a través del pecho como apoyo. Utilice el monte de la palma de su otra mano para dar un masaje con movimientos circulares sobre la espalda y el área de los hombros. Varíe la velocidad desde un ritmo lento hasta uno vigoroso para calentar los músculos e incrementar el flujo tanto sanguíneo como linfático.

Repita de tres a cinco veces.

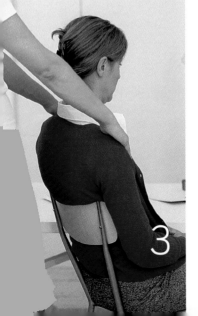

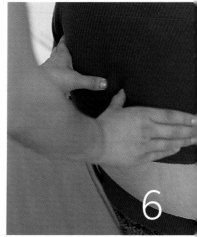

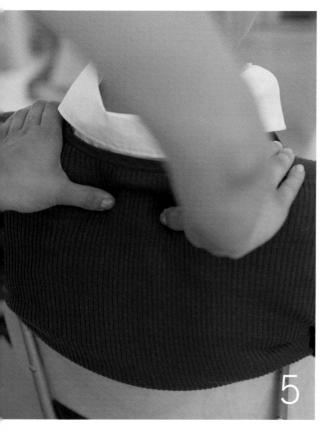

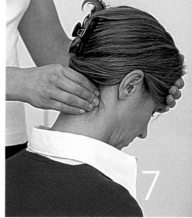

5

Ahora que los músculos están más relajados puede amasar y aplicar un poco más de presión. Párese detrás de su compañero con los pulgares en ambos lados de la columna, y utilizando sólo la yema oprima un espacio de 3 cm a lo largo de la parte superior de los músculos del hombro de adentro hacia afuera y de regreso.

6

Utilizando la misma técnica que en el paso 5, presione los pulgares simultáneamente a cada lado de la columna hacia el área de la espalda baja y de regreso. Si quiere alcanzar la espalda baja, donde la mayoría de la gente sufre molestias, pida a su compañero ponerse a horcajadas sobre la silla.

7

Colóquese a un lado de su compañero y sostenga su frente con la mano más cercana a él. Pídale que apoye la cabeza en su mano y después, con su mano libre en la parte de atrás del cuello, apriete los músculos con los dedos y el pulgar. Trabaje hacia arriba hasta la base del cráneo y después deslice sus dedos a la posición inicial, listo para repetir.

8

Regrese a la posición detrás de su compañero y, en una posición erguida, ponga la cara externa de sus antebrazos sobre los hombros de manera que sus palmas queden hacia arriba. Asegúrese de que sus muñecas estén relajadas, respire profundamente y al exhalar inclínese suave y lentamente hacia el músculo. Manténgase unos segundos en esa posición y relájese. Trabaje con su propia respiración: mantenga la presión mientras exhala y relájela mientras inhala.

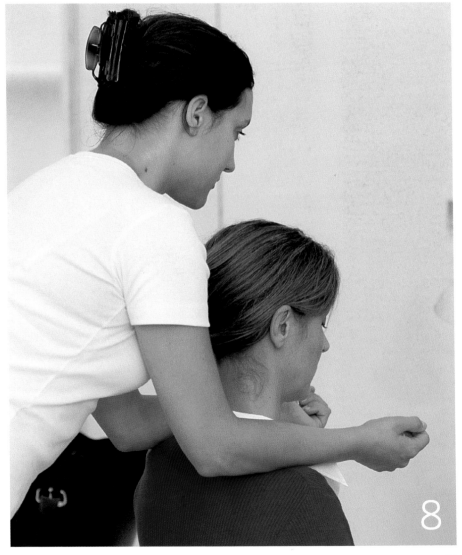

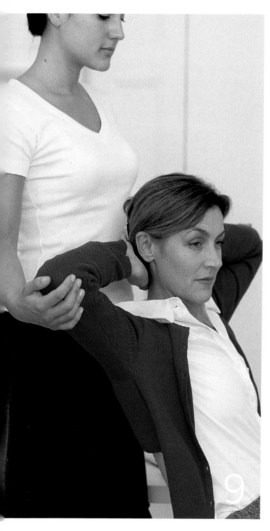

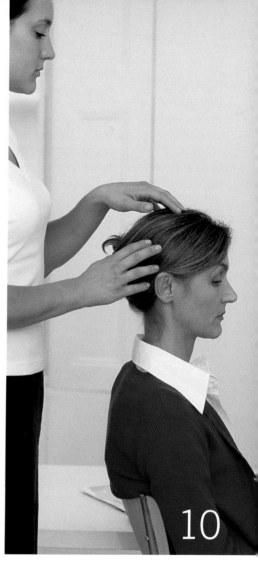

9

Pida a su compañero que entrelace los dedos de las manos detrás de la cabeza a la altura de las orejas. Sostenga con firmeza sus codos con las manos y pídale que respire profundamente. Mientras exhala tire un poco los brazos hacia usted hasta que sienta resistencia; manténgalos así por 5 segundos y suéltelos. Esto dará a su compañero un excelente estiramiento del pecho y descongestionará todo el tracto respiratorio.

10

Empiece a finalizar la rutina. Coloque las manos suavemente en la parte superior de la cabeza y dé masaje desde la frente hasta la base del cuello, y descienda por la espalda en un movimiento con ambas manos.

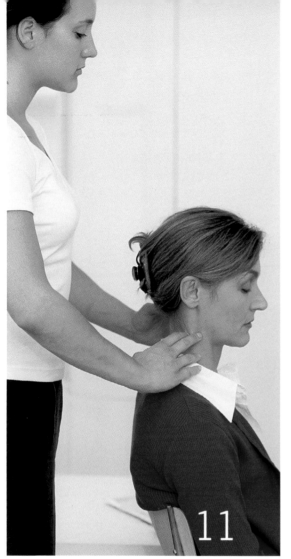

11

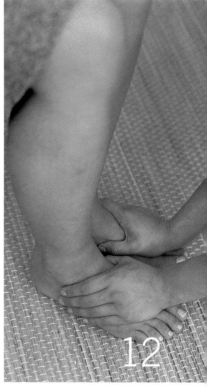

12

11

Con ambas manos trabajando simultáneamente, desciende por ambos lados de la cabeza de su compañero y la parte superior de los hombros; con un movimiento suave dé masaje. Después, descienda apretando por los brazos hasta llegar a los codos.

12

Termine con un movimiento de aterrizaje (*véase* la página 33); sostenga los pies de su compañero y aplique presión con los pulgares sobre la planta. Recuerde ofrecerle agua antes de que regrese a su escritorio.

Masaje de relajación

Antes de ir a la cama es un momento ideal para disfrutar un profundo masaje de relajación. Tome previamente un largo baño de agua caliente o una ducha para ayudar a relajar los músculos que han trabajado arduamente todo el día.

Las tensiones causadas por largos y estresantes días en la oficina hacen que los músculos trabajen en exceso y, además, las molestias y rigidez por estar sentado en un escritorio todo el día salen a relucir y pueden ser aliviadas por un masaje. Al mismo tiempo, el masaje es un medio para la comunicación con su compañero y resulta terapéutico tanto para quien lo da como para quien lo recibe. Mejore su masaje con el uso de aceites que correspondan a su estado de ánimo y propicien un buen descanso nocturno.

Parte inferior de las piernas

Esta rutina propiciará la relajación de las pantorrillas, mejorará la circulación y ayudará a eliminar las toxinas del cuerpo.

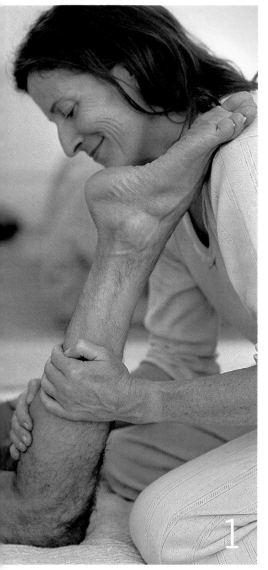

1

Colóquese a los pies de su compañero y pídale que flexione la rodilla de manera que la punta de su pie quede sobre su hombro. Ponga las manos a cada lado de los músculos de la pantorrilla, una sobre la otra, y haga amasamiento (*véase* la página 26) para aplicar una presión equilibrada, apretando en direcciones opuestas con los dedos y la palma de la mano; después suelte.

Repita de tres a cinco veces.

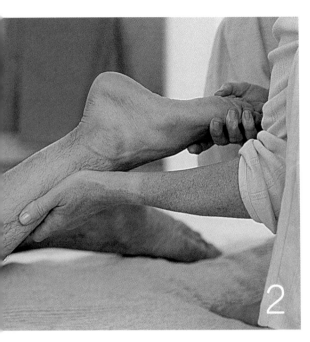

2

Suavemente quite el pie de su compañero de su hombro y sosténgalo con una mano mientras que con la otra sostiene la opuesta por el tobillo. Sujete el músculo de la parte externa de la pierna con el pulgar y frote (*véase* la página 24) desde arriba del tobillo hasta la rodilla, presionando tanto con el pulgar como con la palma de la mano. Aligere la presión, pero permanezca en contacto mientras regresa a la posición inicial.

Repita de tres a cinco veces.

3

Baje un poco más la pierna de su compañero; todavía sosteniendo el tobillo con una mano, coloque la palma de la otra en la parte superior de la pantorrilla. Frote desde el tobillo hasta la rodilla comenzando por el área del músculo, presione con un movimiento ascendente y regrese por el borde externo de la pierna.

Repita de tres a cinco veces.

Continúe con la otra pierna y repita los pasos 1 a 3.

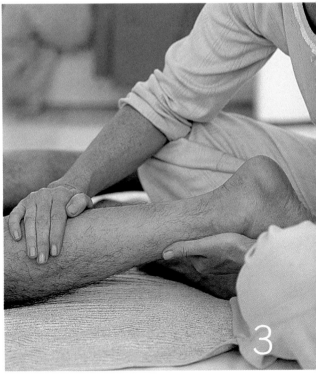

Espalda y hombros

Estos movimientos deben liberar la tensión del área de la espalda baja y ayudar a movilizar los hombros.

1

Colóquese al lado de su compañero a la altura de la cadera y pídale que se recueste de lado cómodamente dándole la espalda. Ponga con suavidad las palmas de ambas manos a cada lado de la columna en el área de la espalda baja y frote (*véase* la página 24) hacia los hombros y regrese por los costados, aplicando presión sólo en el movimiento ascendente. Este movimiento se utiliza para calentar el área y aplicar el aceite.

Repita de tres a cinco veces.

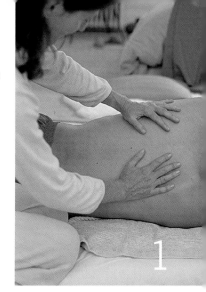

2

Coloque una mano en el hombro de su compañero para mantener el contacto. Después forme un puño con la otra, y utilizando fricción con nudillos (*véase* la página 30) oprima y trabaje la espalda a lo largo de la columna hasta el hombro, regresando por los costados con la mano abierta.

Repita el movimiento de tres a cinco veces y prosiga con el otro lado de la columna repitiendo el proceso.

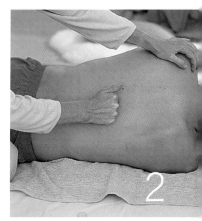

3

Coloque el pulgar de una mano a un lado de la columna y los dedos al otro, de manera que el tejido quede sobre las vértebras. Flexione el pulgar ligeramente y con la punta empuje la espalda en movimientos de 5 cm hasta que haya cubierto toda el área; deslícese de regreso con la palma de la mano para calmar el área.

Repita el movimiento de tres a cinco veces antes de continuar con el otro lado.

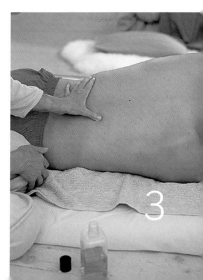

4

Coloque los pulgares a cada lado de
la columna lumbar y frote hacia los
hombros para regresar con las
palmas por los costados.

Repita de tres a cinco veces.

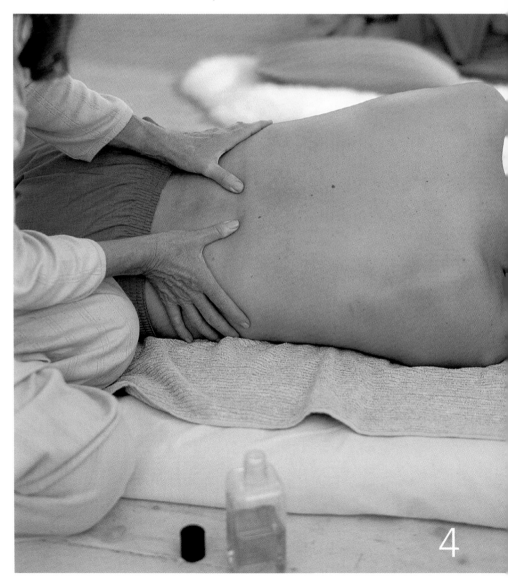

4

Cuello y hombros

La rigidez del cuello y los dolores de hombro responderán a esta secuencia.

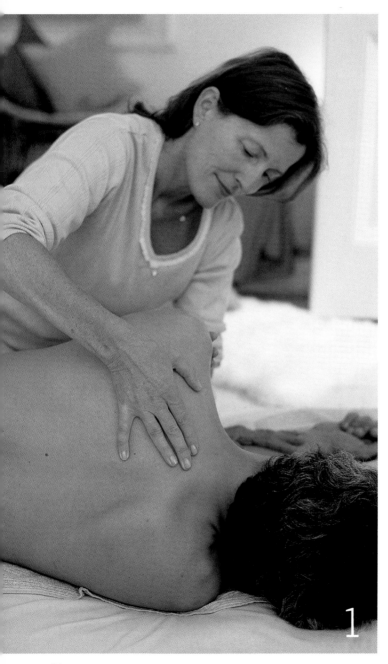

1

Con su compañero recostado en la misma posición que para la secuencia de espalda y hombros (*véanse* las páginas 66 a 67), póngase de frente a él. Sosteniendo la parte frontal del hombro con una mano, coloque la palma de la otra en el omóplato y, aplicando presión en el movimiento ascendente, frote (*véase* la página 24) el área hacia la base del cuello.

Repita de tres a cinco veces.

2

Coloque una de sus palmas enfrente de la articulación del hombro y otra por detrás de ésta; oprima con ambas manos el hombro y la clavícula. Frote hacia el cuello, aplicando una presión suave en el movimiento descendente y tire ligeramente de regreso. Así estirará los músculos del cuello y del hombro.

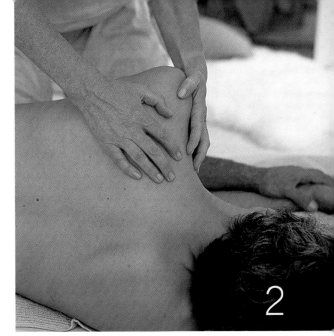

3

Una vez más trabajando por detrás ponga una mano encima del hombro y cierre la otra en un puño. Coloque la parte plana del puño, no los nudillos, en la base del cuello y, siguiendo la superficie, frote hasta la orilla del hombro; después aligere la presión, levante la mano y regrese a la base del cuello. Ajuste la presión según la respuesta de su compañero para evitar causar incomodidad.

Repita varias veces.

Pida a su compañero recostarse del lado opuesto y repita los pasos 1 a 3.

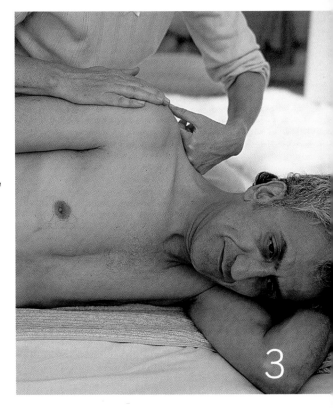

Rodillas

Las piernas y rodillas suelen padecer fatiga y algunas veces se inflaman en las tardes por haber cargado el peso de nuestro cuerpo todo el día. Los siguientes movimientos ayudarán a movilizar las rodillas.

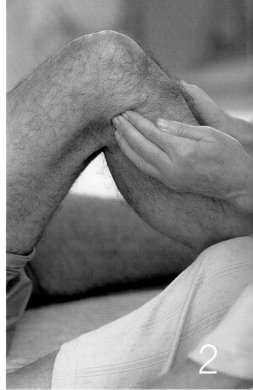

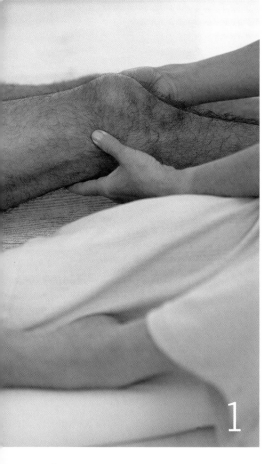

2

Pida a su compañero que flexione la rodilla y con una mano a cada lado de la articulación utilice las yemas para frotar con movimientos circulares arriba y alrededor del área. Esto estimulará el flujo sanguíneo alrededor de la rodilla, lo que a su vez eliminará la tensión y la rigidez.

1

Con su compañero recostado boca arriba colóquese a un lado de modo que alcance el área de las rodillas sin estirarse demasiado. Coloque las manos a cada lado de la rodilla y frote suavemente (*véase* la página 24) alrededor del área para aflojar y calentar la articulación.

3

Sosteniendo un lado de la rodilla con una mano, coloque su otro pulgar justo encima de la parte superior de la articulación. Utilizando la yema trabaje hacia arriba en una línea curva con movimientos cortos para cubrir gradualmente toda el área. Esto contribuirá a dispersar las toxinas o el exceso de fluido.

Repita los pasos 1 a 3 varias veces hasta que sienta movilidad en la articulación; después continúe con la otra pierna y repita el proceso.

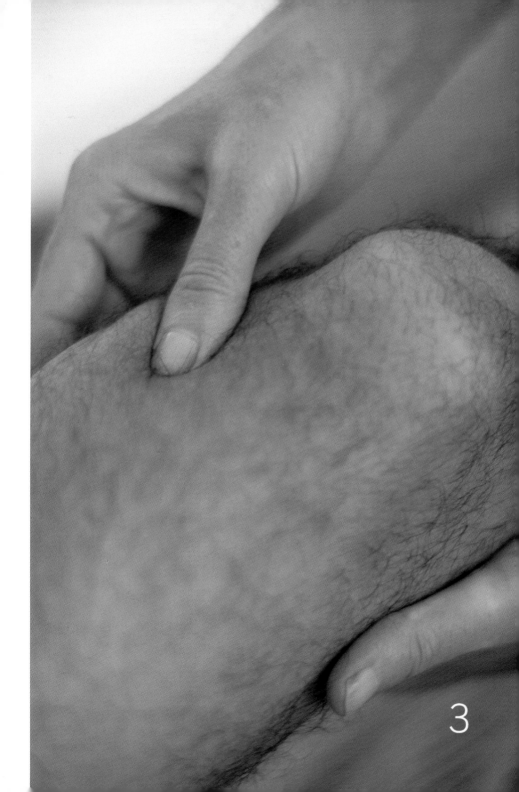

3

Muslos

Los músculos de los muslos con frecuencia trabajan demasiado y necesitan un masaje más profundo para eliminar las tensiones y la rigidez.

1

Con su compañero recostado boca abajo, colóquese entre las piernas a la altura de las rodillas. Cierre ambas manos en un puño y haga fricción con los nudillos (*véase* la página 30), una mano tras otra desde la rodilla hasta la parte superior del muslo, levantando las manos al final del movimiento para regresar a la rodilla.

Repita el movimiento de tres a cinco veces.

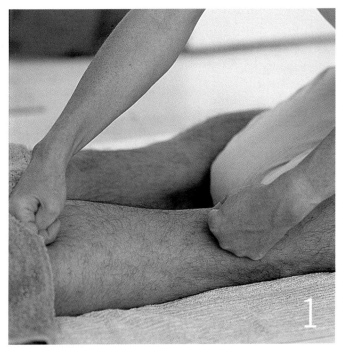

2

Coloque la palma de ambas manos en la parte de atrás del muslo de su compañero, con un pulgar sobre el otro. Aplicando presión con ambos pulgares deslícese hacia arriba de la parte trasera del muslo y regrese con una mano a cada lado de la pierna.

Repita el movimiento de tres a cinco veces.

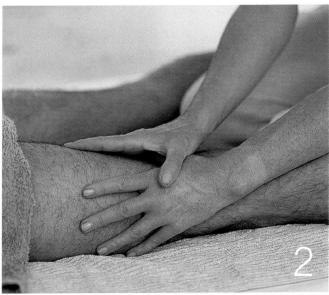

3

Colóquese al lado de su compañero en el lado contrario a la pierna que está trabajando. Ponga ambas manos en la parte trasera del muslo y apriete los músculos (*véase* la página 27), inclinándose hacia el frente para aplicar una presión firme. Mueva las manos en direcciones contrarias con un movimiento rítmico continuo; trabaje a lo largo de toda el área.

Continúe con la otra pierna y repita los pasos 1 a 3.

LA SEGURIDAD ES PRIMERO

Tenga cuidado de no presionar muy fuerte cuando dé masaje a la parte posterior de la rodilla, pues ésta es muy sensible y sería fácil provocar dolor.

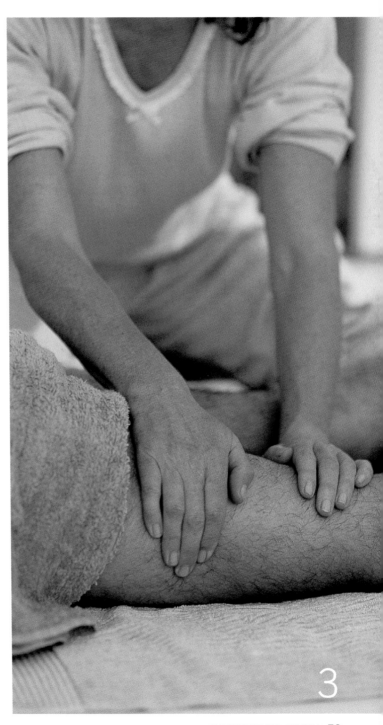

3

Pies

La planta de los pies contiene miles de terminaciones nerviosas que se conectan con otras partes del cuerpo. La mayoría de la gente disfruta que le den masaje en los pies porque esto afecta todo el cuerpo y hace que se sienta revitalizada. Los pies son una parte muy compleja de nuestra anatomía y absorben los golpes del cuerpo.

2

Sosteniendo el talón y el tobillo firmemente con una mano, envuelva con los dedos de la otra la parte superior del pie para dar un apoyo adicional y para compensar la presión. Dé masaje usando la yema del pulgar en un movimiento circular desde el talón hasta por debajo de los dedos.

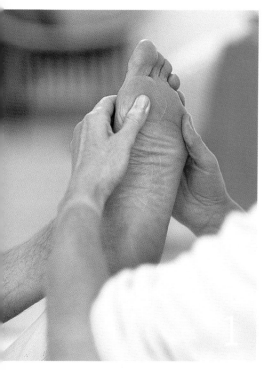

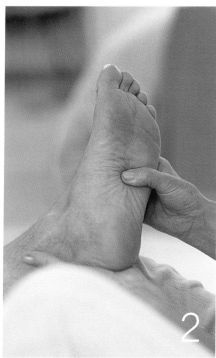

1

Asegúrese de que tanto usted como su compañero estén en una posición cómoda. Tome un pie con ambas manos con la planta mirando hacia usted. Envuelva la parte superior del pie con los dedos y coloque el pulgar en la planta. Utilizando todo el pulgar, aplique presión y tire de los pulgares en direcciones opuestas hacia la orilla del pie; levántelos y regrese a la posición inicial, listo para repetir el movimiento. Trabaje a todo lo largo y ancho de la planta.

3

Coloque una mano en el dorso del pie y la otra en la planta; frote muy suavemente (*véase* la página 24) desde el tobillo e inclínese ligeramente hacia atrás; finalice en los dedos. Éste es un movimiento maravilloso para terminar, pues hace sentir a su compañero que el masaje está completo.

Repita varias veces. Continúe con el otro pie y repita los pasos 1 a 3.

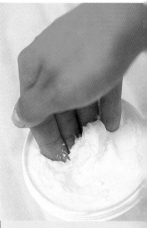

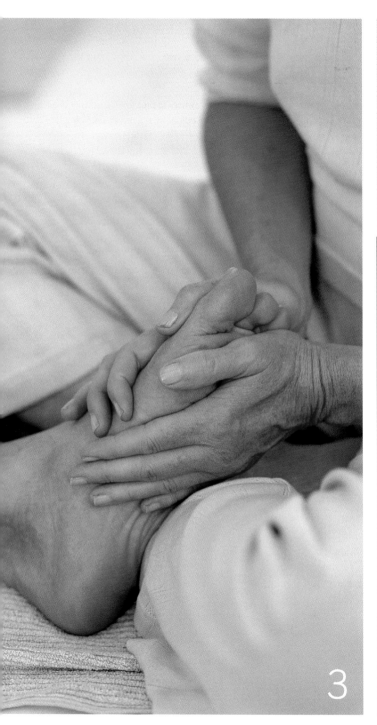

Consejo

Como una alternativa para el aceite del masaje, utilice una loción refrescante de menta para pies o una crema mentolada para dar una sensación más agradable. Así, además humectará la piel seca que es común en esta parte del cuerpo.

Cuando esté dando masaje a los pies, es importante que toque con firmeza para no provocar cosquillas a su compañero.

3

Brazos y manos

El masaje de brazo es fantástico para liberar emociones reprimidas. Use estos movimientos como un medio de comunicación entre su compañero y usted.

1

Tome la mano de su compañero en la suya y con la palma de su otra mano frote (*véase* la página 24) el brazo de la muñeca al hombro, aligerando un poco la presión sobre la articulación del codo. Al llegar a la parte superior del brazo, deslice la mano por el hombro y regrese a la posición inicial deslizando la mano por la parte inferior.

Repita de tres a cinco veces.

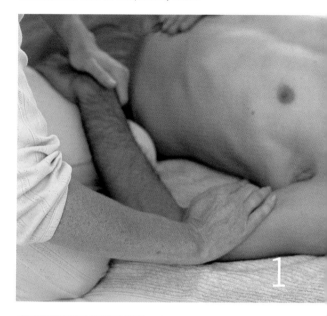

2

Todavía sosteniendo la mano de su compañero, coloque su otro pulgar en la cara interna de la muñeca y apriete de la muñeca al codo, meciéndola hacia adelante al mismo tiempo y después deslice su mano de regreso sin aplicar presión. Quizá los dedos de su compañero se abran y se cierren, pues los músculos que controlan los dedos se localizan en el antebrazo.

Repita de tres a cinco veces.

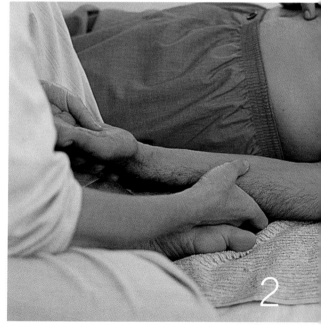

3

Trabaje en la parte superior del brazo y, usando amasamiento (*véase* la página 26), apriete el músculo entre los dedos y la palma de su mano a lo largo de todo el brazo, "exprimiendo" toda la tensión de esa área.

Repita de tres a cinco veces y después calme con movimientos de frotación.

Continúe con el otro brazo y repita los pasos 1 a 3.

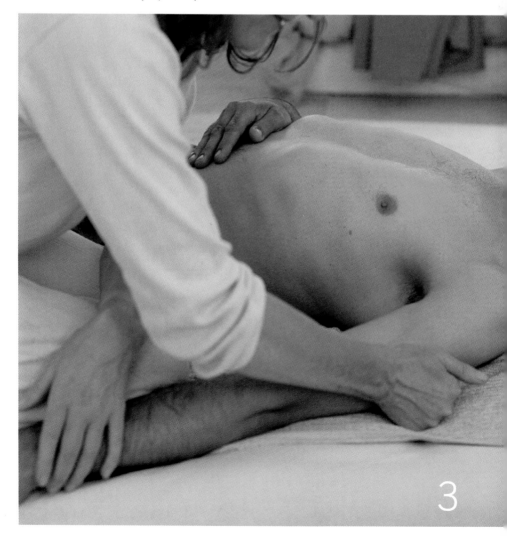

Rostro

Gran parte del masaje en el rostro está basado en *shiatsu*, que significa "presión dactilar" en japonés. En lugar de grandes movimientos, los puntos de acupresión se utilizan para equilibrar la energía del cuerpo. La presión debe ser lo suficientemente suave para relajar, pero al mismo tiempo debe ser firme y suave. Reflejamos la tensión y el estrés en nuestro rostro frunciendo las cejas y contrayendo los músculos de la mandíbula. Por el contrario, la calma y la relajación se muestran en una cara muy "abierta". Dar un masaje al rostro nos permite deshacernos de nuestras máscaras y nos proporciona una sensación de relajación profunda.

LA SEGURIDAD ES PRIMERO

Antes de comenzar el masaje en el rostro, asegúrese de que su compañero no está utilizando lentes de contacto.

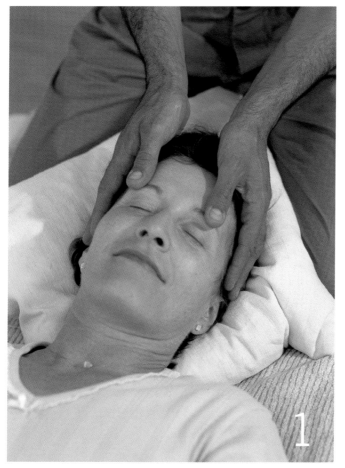

1

Haga contacto colocando la yema de sus pulgares uno junto al otro en el centro de la frente de su compañero. Deslice cada pulgar a través de la frente hacia afuera, levántelos y regrese trabajando toda el área desde el nacimiento del cabello hasta las cejas.

2

Con cuidado deslice sus pulgares a lo largo de las cejas de adentro hacia afuera hasta ambos lados de la cabeza. Este movimiento relaja toda el área de las cejas.

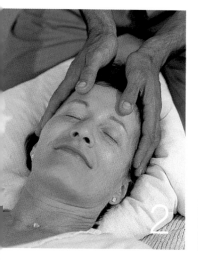

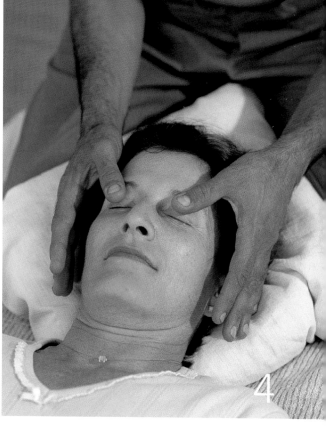

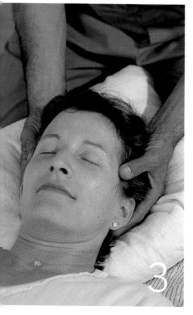

3

Coloque las yemas de los pulgares en el hueco natural de las sienes de su compañero. Con los dedos sosteniendo la cabeza detrás de las orejas, haga círculos pequeños sobre las sienes. Alternativamente, mantenga los pulgares quietos y ejerciendo presión interna; manténgalos durante unos segundos y suelte. Éste es un excelente remedio para la tensión y los dolores de cabeza.

4

Pída a su compañero que cierre los ojos si aún no lo ha hecho. Colocando sus pulgares hacia adentro, empiece en la comisura del ojo y suave y cuidadosamente deslice sus pulgares sobre los párpados hacia afuera; después regrese. Si los ojos son demasiado sensibles o su compañero demasiado nervioso, realice el movimiento sin hacer contacto.

Repita de dos a tres veces.

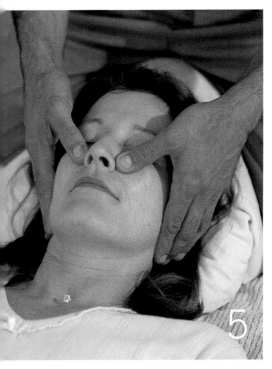

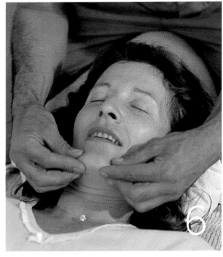

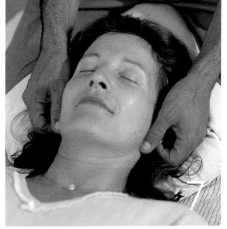

5

Empezando en la parte superior de las alas de la nariz, deslice la punta de cada pulgar a lo largo de la nariz, recorra los pómulos hacia afuera, suelte y regrese al punto inicial. Este movimiento sigue el camino de los senos paranasales y ayuda a liberar cualquier tipo de congestión (*véase* la página 90).

Repita una o dos veces.

6

Coloque los pulgares y los dedos en la mandíbula, justo a cada lado del centro y, en un movimiento rotatorio, mueva cada mano despacio hacia las orejas. Quizá se dé cuenta de que cuando la mandíbula se relaja, la boca de su compañero se abre ligeramente, como un reflejo del masaje y como señal de que la tensión acumulada ahí se está liberando.

7

Cuando llegue a las orejas, tire ligeramente de las orillas hacia afuera con todo el pulgar. Éste es un movimiento muy agradable. Las filosofías orientales consideran que la oreja está conectada al cuerpo, y además lo representa en su totalidad, así que con este pequeño movimiento su compañero se sentirá en total relajación.

8

Tome las orejas entre los índices y los pulgares y tire
ligeramente de ellas estirándolas lejos de la cabeza. Después,
apriete alrededor de los lóbulos, manteniendo la presión
durante algunos segundos antes de finalizar el contacto.

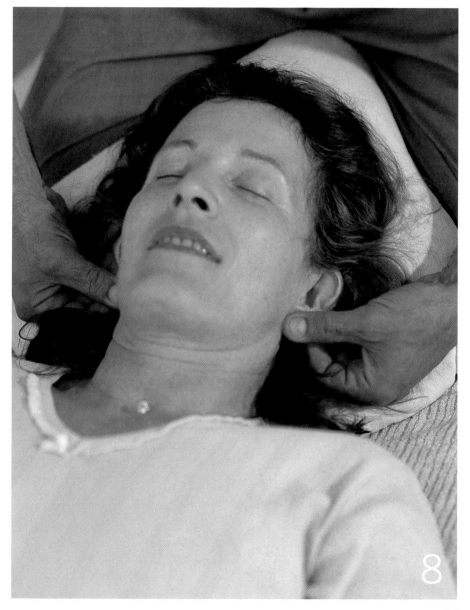

8

9

Continúe con la parte superior de la cabeza a la altura del nacimiento del cuero cabelludo y desplace los dedos por el cabello de su compañero, asegurándose de que la punta de sus dedos cepille toda el área del cabello desde el frente hasta la parte de atrás.

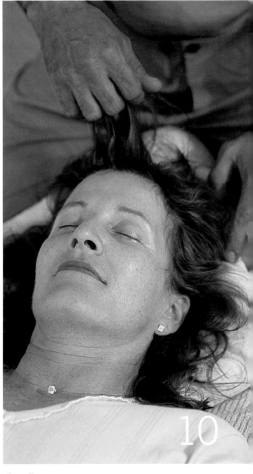

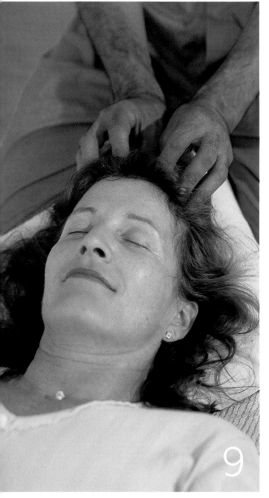

10

Tome pequeños mechones del cabello de su compañero al mismo tiempo y tírelos hacia usted muy suavemente, trabajando en secciones por toda la cabeza.

11

En este momento su compañero debe estar adormecido y listo para dormir. Para terminar, coloque la palma de la mano a lo largo de toda la frente y la otra encima, manteniendo esta posición de 5 a 10 segundos.

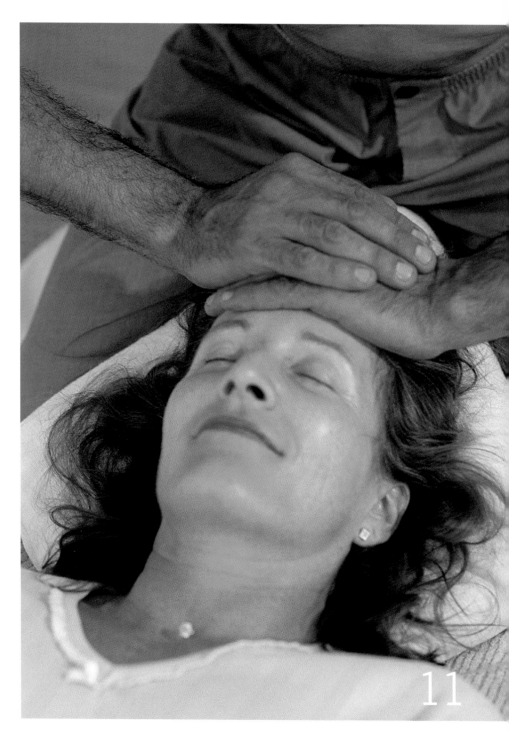

11

Cabeza, cuello y hombros

Ya que con frecuencia la parte más relajante de un masaje es el trabajo sobre la cabeza, el cuello y los hombros, merece especial atención pues es aquí donde acumulamos el exceso de tensión. Tómese su tiempo para los movimientos y dé el masaje con cuidado.

1

Colóquese a la cabeza de su compañero y asegúrese de estar cómodo, pues cualquier movimiento ligero será transferido a su compañero durante el tratamiento. Gire ligeramente la cabeza de su compañero hacia el lado contrario del que esté masajeando y ponga la otra mano en el hombro opuesto al del contacto; empiece en la parte superior del cuello y deslice su mano hacia abajo utilizando frotación (*véase* la página 24) hasta la orilla del hombro. Gire su mano ligeramente para regresar; tire el tejido del cuello con las manos en forma de cuchara.

Repita de tres a cinco veces; muévase al otro lado del cuello y repita.

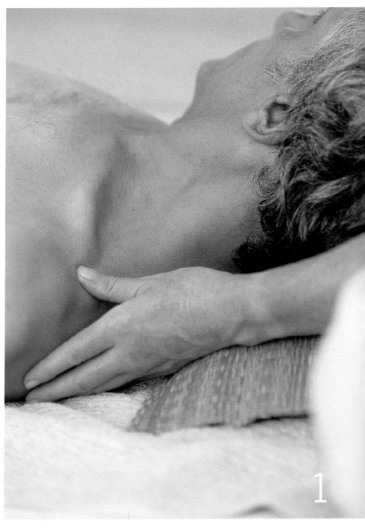

1

2

Ahueque las manos sobre las orejas de su compañero con los dedos contraídos debajo; utilice el monte de las manos para tirar lentamente hacia abajo sobre las orejas y afuera. Asegúrese de no tirar tanto como para que se torne incómodo.

Repita varias veces.

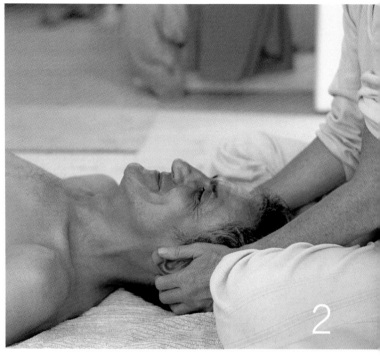

3

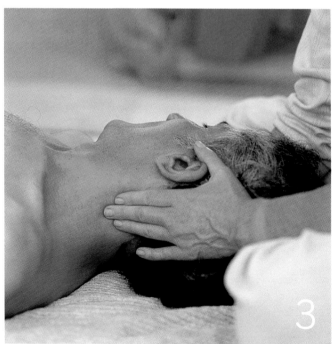

Para voltear la cabeza de su compañero de manera segura y con confianza, sosténgala por ambos lados con los pulgares sobre las orejas y los dedos detrás en forma de "V"; levante la cabeza ligeramente y descánsela sobre su mano un tanto ahuecada. No tire del cabello y asegúrese de que su compañero esté cómodo, ya que para que los músculos se liberen, debe relajarse mientras está en sus manos y no resistirse.

4

Con la cabeza de su compañero girada un poco hacia el lado contrario de donde se está dando masaje, coloque la parte frontal de los dedos a lo largo de la base del cráneo, presione hacia arriba y lentamente rote los dedos haciendo pequeños círculos. Trabaje a lo largo del área y meza la cabeza en sus manos para tener soporte.

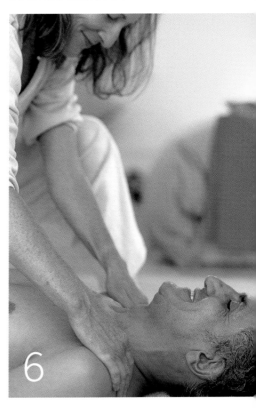

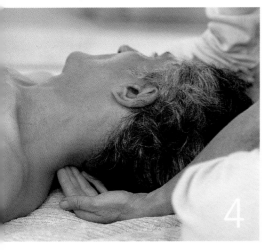

5

Con los dedos a cada lado de la cabeza, presione el cuero cabelludo como si se estuviera lavando el cabello; trabaje a fondo sobre toda la cabeza en un movimiento continuo y rítmico. Si esta posición le resulta difícil, emplee una sola mano y recuerde mantener contacto con la otra.

6

Colóquese de lado pero sin dejar de encarar a su compañero; ponga las manos con firmeza sobre la parte superior de los hombros y firmemente tire hacia el frente con la parte plana de los dedos. Debe hacerlo con suavidad y no levantar el torso de la superficie donde se da el masaje.

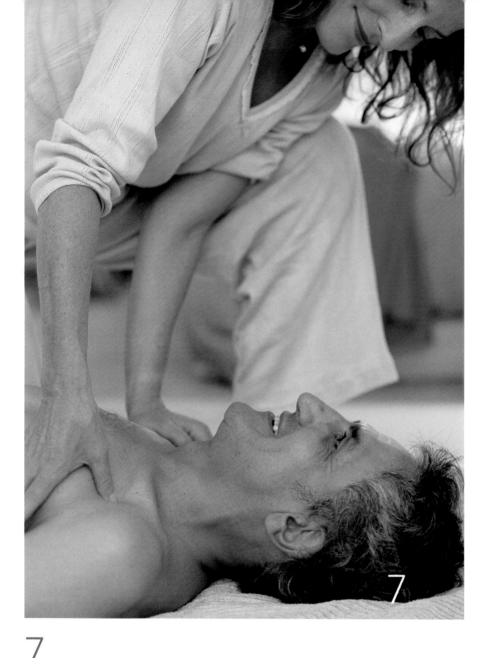

7

Para liberar y relajar aún más esta área, descanse una mano sobre el hombro y coloque la otra sobre el músculo pectoral (*véase* la página 16) en la parte frontal del pecho. Con el pulgar y la parte palmeada de la mano, deslícese sobre el músculo hasta la orilla.

Repita dos o tres veces; después muévase al otro lado y repita.

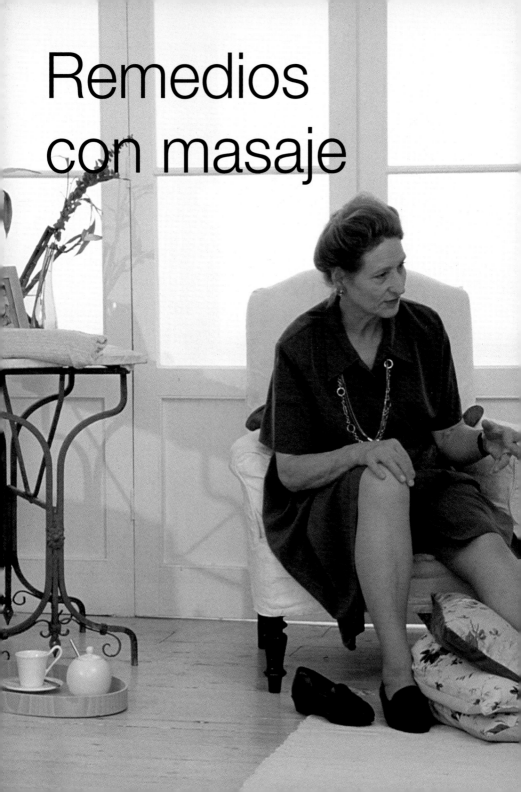

Remedios
con masaje

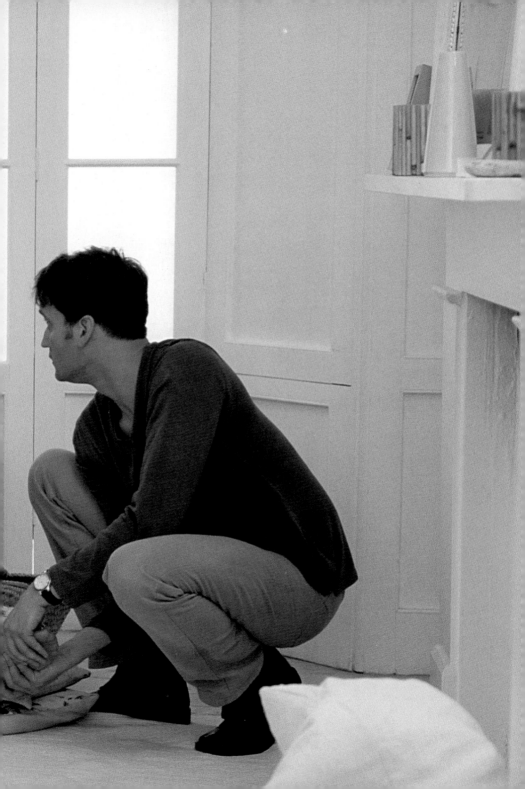

Sinusitis y dolor de cabeza

Las quejas más comunes acerca del área del rostro y de la cabeza con frecuencia responden muy bien ante el masaje. Es común que el dolor se manifieste en la base del cráneo, las sienes y frente, y en la coronilla; frecuentemente es ocasionado por estrés y mala postura. La gente que padece migrañas también puede sentir alivio, siempre y cuando se sienta suficientemente cómoda para recibir un masaje.

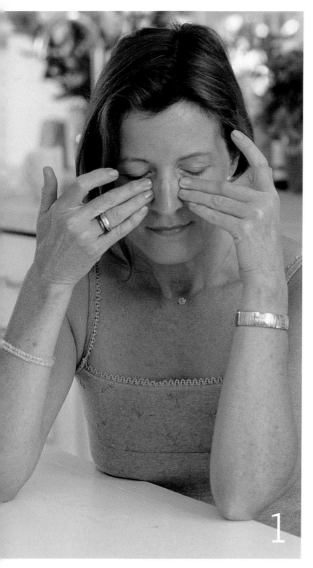

1 Sinusitis

Los senos nasales están huecos; son espacios llenos de aire que drenan en las cavidades nasales. La congestión o inflamación puede producir una sensación de bloqueo y pesadez, así como dolor en el rostro y la cabeza. Las infecciones son causadas por contaminación o agua sucia que se ingiere al nadar. El automasaje es muy efectivo porque se puede regular la presión de acuerdo con la gravedad de su condición. Coloque los dedos medios a los lados de la nariz, inhale y al exhalar deslice los dedos hacia las fosas nasales y sobre las mejillas; siga la curvatura natural. Palpar las áreas al inicio y final de la secuencia también ayuda a drenar los senos.

Repita varias veces.

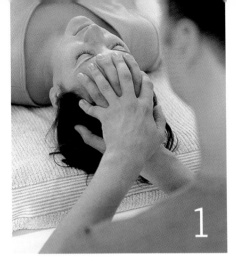

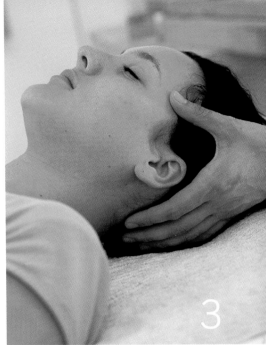

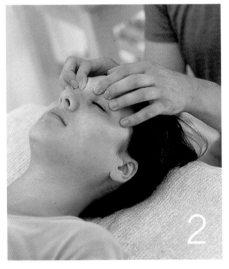

2

Coloque la parte frontal de los dedos a lo largo de la superficie inferior de los huesos a la altura de las cejas. Tenga cuidado de no aplicar demasiada presión, pues esta área del rostro puede ser muy sensible; mantenga la presión durante 15 segundos y después libere sin perder contacto con su compañero.

Repita cuatro o cinco veces.

1 Dolor de cabeza

Lentamente coloque una mano con los dedos separados sobre la cabeza y frente a su compañero. Coloque la otra mano sobre la coronilla y con suavidad apoye su peso sobre las manos hasta lograr una presión cómoda; mantenga durante 15 segundos y después libere sin perder contacto. Éste es un movimiento muy sutil pero la presión profunda puede aliviar el dolor en la región de la frente.

Repita cuatro o cinco veces.

3

Mueva las manos a los lados de la cabeza con los pulgares sobre las sienes. Verifique con su compañero que la presión sea cómoda y lentamente rote la parte superior de los pulgares en dirección de las manecillas del reloj unas 15 veces; entre más lenta sea la rotación, más relajante resultará. Mantenga la presión sin rotar durante 15 segundos y, para terminar, lleve las manos hacia abajo para cubrir las orejas, recogiendo los dedos por debajo; después muévalos en dirección descendente y finalice el contacto.

Problemas digestivos

Los procesos digestivos tienden a reflejar nuestro estado de ánimo. El estrés puede causar todo tipo de problemas en esta área como colitis (*véase* las páginas 94-95), úlcera, indigestión, constipación y diarrea. Esto sucede porque el suministro de sangre se ve inhibido y, a su vez, afecta la manera en que el sistema digestivo absorbe los nutrientes. Además, la pared muscular del tracto intestinal, que empuja la comida a través del cuerpo mediante contracciones, no puede funcionar de manera adecuada.

El abdomen es el área más expuesta y desprotegida del cuerpo. En el Oriente se considera que la energía vital del cuerpo reside en el *hara* (abdomen). Cuando dé masaje en esta zona, debe estar consciente de que su compañero puede sentirse vulnerable, así que tómese un momento para observar su patrón de respiración e intente coordinar sus movimientos con él. El más mínimo puede provocar que se toque los músculos abdominales por instinto, así que coloque las manos con suavidad. Antes de comenzar, haga una pausa de 20 segundos para tranquilizar a su compañero; levántese para aplicar aceite y regrese con gentileza, listo para iniciar el masaje.

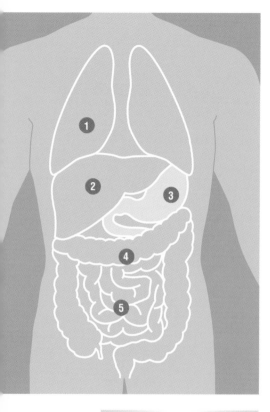

SISTEMA DIGESTIVO

❶ pulmones
❷ hígado
❸ estómago
❹ intestino grueso
❺ intestino delgado

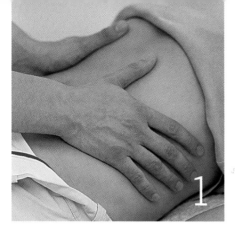

1

Utilice frotación (*véase* la página 24) y deslice las manos hacia arriba hasta el área debajo de los senos y después, con las manos a los lados del torso, lentamente regrese a la posición inicial. Este masaje calmará y aliviará el área y es en particular útil para mitigar tanto la inflamación abdominal como la indigestión.

Repita cinco veces con un movimiento fluido.

2

Siempre aplique este masaje después de relajar el área con el paso 1. Con la parte plana de la mano aplique presión ligera; cuando su compañero exhale separe las manos diagonalmente (por ejemplo de las costillas izquierdas a la cadera derecha). Trabaje hacia afuera con un movimiento de barrido y recuerde que éste es un movimiento más de estiramiento que de masaje profundo. Esto ayudará a relajar los músculos con contractura y, por lo tanto, es excelente para eliminar los calambres menstruales. Utilizar un aceite para masaje con un poco de manzanilla, lavanda o rosas puede dar más alivio.

Repita en la dirección contraria.

3

Coloque una mano sobre la otra y asegúrese de que toda la mano esté en contacto con su compañero; trabaje con movimientos circulares en dirección de las manecillas del reloj sobre el plexo solar siguiendo la dirección del intestino grueso (*véase* el diagrama de la página anterior). Comience con un círculo amplio y redúzcalo mientras aumenta la presión; repita cuatro o cinco veces más. Recuerde seguir la respiración de su compañero con las manos. Encontrará que este movimiento es útil para aliviar el dolor abdominal y la constipación.

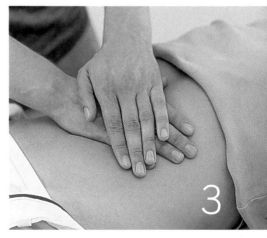

Colitis

Éste es un término colectivo para los desórdenes del intestino. El masaje puede ser muy efectivo para relajar el área y así reducir espasmos en los músculos involuntarios.

1

Después de calentar el área con frotación leve (*véase* la página 24), colóquese a un lado de su compañero y ponga las manos al lado contrario del abdomen, ligeramente ahuecadas hacia los lados del torso. Emplee la misma presión y ponga el mismo peso sobre las palmas y los dedos; empuje una mano hacia el frente y la otra hacia atrás con un movimiento de fricción (*véase* la página 26), cubriendo todo el abdomen de un extremo a otro.

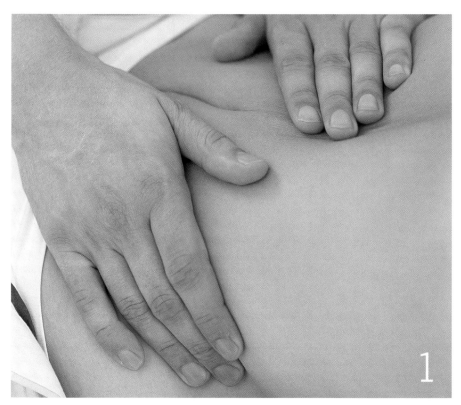

1

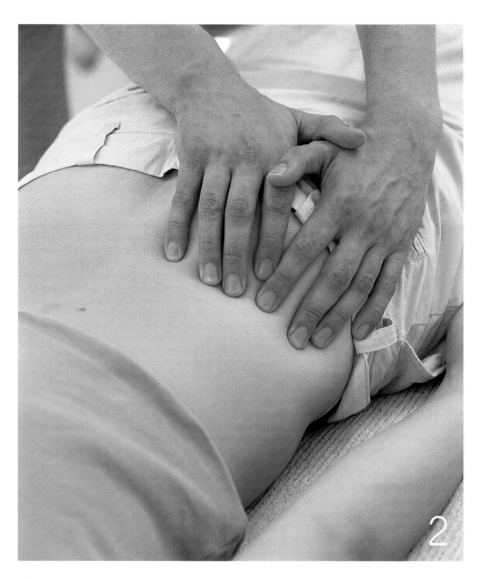

2

2

Coloque las manos justo debajo del lado izquierdo de la caja
torácica de su compañero, con los dedos separados y apuntando
hacia la cabeza. Ésta es una técnica de vibración: mientras aplica
presión con la parte delantera de los dedos, haga círculos muy
pequeños con la yema de cada dedo al mismo tiempo. Esto le
da masaje al colon descendente y ayuda a mover su contenido
con mayor suavidad a lo largo del tracto digestivo.

Asma

El asma, caracterizado por jadeos y falta de aliento intermitentes, es uno de varios síntomas comunes de estrés respiratorio. Esta angustiosa condición se ha hecho más común. La dificultad para respirar es causada por espasmos e inflamación de los conductos bronquiales y el recubrimiento de mucosa, así como por la tensión en los músculos del pecho.

La frecuencia y severidad de los ataques a menudo están relacionadas con cambios en el estado emocional, como el estrés y la ansiedad. Aquí es donde el masaje puede desempeñar un papel muy importante, aun si se aplica durante un ataque con la persona sentada y si se siente cómodo con esto. Recuerde relajar y calentar el área con frotación ligera (*véase* la página 24) antes de continuar con los siguientes movimientos específicos.

LA SEGURIDAD ES PRIMERO

Si se utiliza con frecuencia, el masaje puede ayudar a las personas que padecen de asma a mantener un estado de relajación que puede contribuir a aliviar esta condición. Sin embargo, hay momentos en los cuales el masaje no es recomendable:

- Cuando hay una infección del tracto respiratorio.
- Durante un ataque muy severo.
- Si la medicina no surte efecto.

El masaje no es un sustituto para las medicinas, y cualquier cambio en el uso de éstas que surja como beneficio del masaje debe ser analizado con un médico.

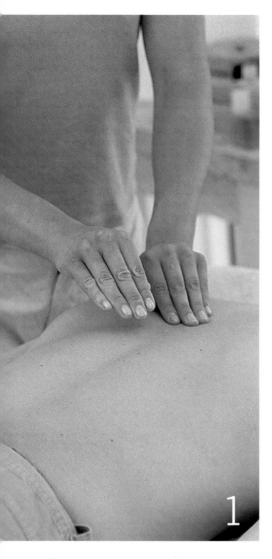

1

1

Ahueque (*véase* la página 29) sobre el área de la espalda sin tocar la columna. En general, este masaje se aplica entre ataques cuando el paciente se siente más cómodo y ayuda a liberar el exceso de mucosidad.

2

Con golpes ligeros (*véase* la página 29) aplique fricción a los espacios entre las costillas (intercostales). Así estimulará la circulación local, ayudará a promover el flujo linfático y relajará los músculos de esta área.

3

Los movimientos pasivos ayudan a la expansión de toda la zona y son muy útiles si la persona no puede hacer ejercicio. Póngase de pie con la espalda recta sobre la cabeza de su compañero y coloque las manos alrededor de la espalda baja. Levante la parte superior de los brazos justo arriba de los codos y pídale que inhale profundamente. Mientras inhala, flexione las rodillas e inclínese hacia atrás. Mantenga este estiramiento mientras exhala y después suelte; continúe sosteniendo los brazos y enderece las rodillas. Repita una vez más.

4

Para estirar más, deslice las manos hasta los antebrazos de su compañero con sus manos apretando las suyas y repita el paso 3; estírese cuando inhale y sostenga mientras exhale.

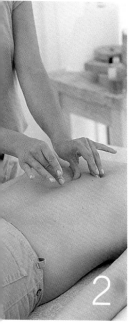

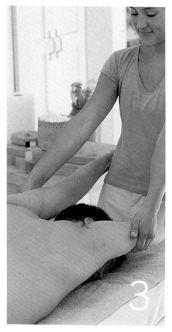

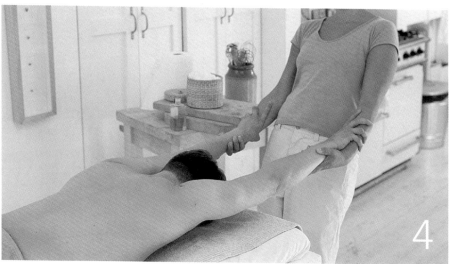

Menstruación y menopausia

Cada mes muchas mujeres sufren uno o varios de los efectos del ciclo hormonal (como retención de líquidos, dolor de cabeza y congestión pélvica que produce dolor de espalda, calambres y dolor), todos éstos causados por un desequilibrio hormonal. Al inducir la relajación, el masaje puede reducir los síntomas de la tensión premenstrual (como irritabilidad, depresión y ataques de llanto). También puede relajar la tensión en los músculos y estimula el flujo sanguíneo y linfático; de esta forma ayuda a la eliminación de toxinas y exceso de fluidos. Sin embargo, es muy importante que trabaje dentro del nivel de confort de su compañera, ya que algunas veces puede sentirse muy tensa y sensible, y sólo soportar masajes ligeros.

Durante la menopausia, que es una clase diferente de desequilibrio hormonal, se pueden padecer síntomas que incluyen sudores, bochornos, migrañas e hinchamiento. En la pared abdominal hay puntos focales que, al ser tratados, pueden brindar alivio. Esto es lo opuesto al masaje abdominal, que en algunos casos llega a incrementar la presión sanguínea y produce bochornos. Un masaje ligero es ideal para reducir el dolor muscular y de los huesos que a veces caracteriza a la menopausia.

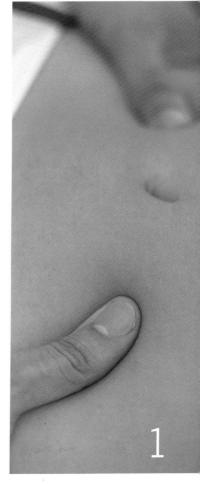

1

1

Coloque la parte frontal de los pulgares a unos 7 cm a cada lado del ombligo de su compañera; utilice el peso de su cuerpo e inclínese hacia el frente; mantenga esta presión durante 5 segundos.

Repita dos o tres veces.

2

Acerque los pulgares y, utilizando la parte frontal, trabaje como en el paso 1 hacia abajo con un movimiento en línea recta desde debajo del ombligo hasta la altura de la cadera. Después trabaje hacia arriba otra vez y termine con los pulgares a 7 cm a cada lado del ombligo. Esto relajará la tensión del estómago y reducirá los espasmos y la fatiga.

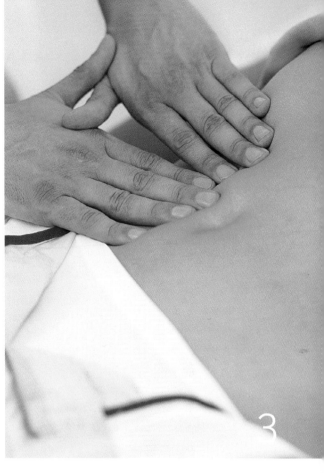

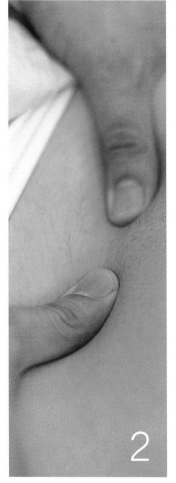

3

Sacuda las manos para relajarlas y, estando juntas, colóquelas ligeramente sobre la parte media del abdomen a la altura del ombligo y frote (véase la página 24) ligera y suavemente, formando un arco en dirección a la ingle, y regrese. Asegúrese de dar el mismo masaje en ambos lados del abdomen. A medida que adquiera más experiencia, puede utilizar una técnica de presión intermitente en vez de deslizar las manos. Para lograr esto, utilice la parte posterior de los dedos y, en vez de deslizar, "estire" el tejido al aplicar presión y suelte de forma alternada mientras forma el arco hacia la ingle. Éste es un movimiento muy sutil y debe mantener el contacto con su compañera todo el tiempo. Esta técnica trabaja sobre el flujo linfático y es especialmente efectiva para reducir la retención de líquidos en la región abdominal.

Edema

Derivada de la palabra griega que significa "inflamar", el edema es simplemente un exceso de fluidos dentro o entre las células. Puede estar localizado en un área específica o esparcirse por todo el cuerpo. Hay muchas causas, desde problemas menores como la retención de agua durante la menstruación por "rodilla de ama de casa", que es causada por arrodillarse demasiado o por los efectos de un clima cálido, o hasta problemas más serios, que incluyen insuficiencia cardiaca o renal y linfoedema (inflamación de los nódulos linfáticos). El masaje puede ser efectivo para solucionar algunos de los problemas más simples, pero tratar las enfermedades más serias requiere entrenamiento profesional y, en algunos casos, la aprobación de un médico. Las técnicas de esta sección también pueden adaptarse para el automasaje.

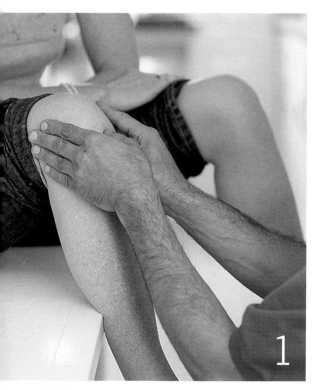

1

Esta técnica es útil para disipar "agua en la rodilla". Utilice la yema de los pulgares y trabaje alrededor de la articulación de la rodilla, empezando desde la parte superior. Inclínese hacia el área que rodea la rótula y muévase en dirección descendente a cada lado; aplique la presión lentamente y hasta el punto en que sea confortable para su compañero. Dirija la presión hacia adentro en dirección al centro y mantenga durante 5 segundos antes de pasar a la siguiente posición, hasta que haya llegado al área debajo de la articulación completando el círculo.

Repita sobre la otra pierna.

Para terminar, muévase hacia los pies y sosténgalos durante 20 segundos para "aterrizar" a su compañero (*véase* la página 33).

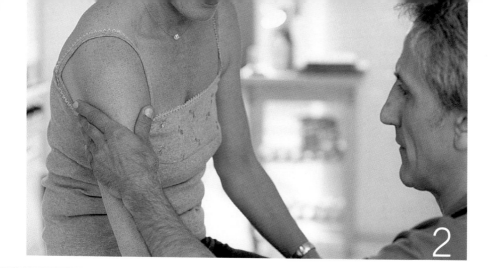

2

Una acumulación de fluidos en la parte superior del brazo puede ser el resultado de ejercitarse en exceso, cambios hormonales durante la menstruación, un flujo linfático inadecuado o cuando se remueven los nódulos linfáticos durante una mastotomía. Apoye el brazo de su compañero al sostener la parte interior del codo y descansar su antebrazo sobre el suyo. Utilizando la otra mano, inclínese hacia la parte exterior del brazo superior y con los dedos y pulgares apriete el músculo. Trabaje lentamente en dirección ascendente desde el codo hasta el hombro. Regrese empleando frotación con la mano abierta (*véase* la página 24) hacia abajo de la parte exterior del brazo. Este movimiento es excelente para mejorar la circulación.

Repita hasta cinco veces antes de cambiar al otro brazo.

3

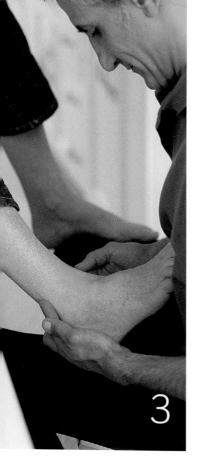

Una de las áreas más obvias donde se acumulan los líquidos es alrededor de los pies y los tobillos. Caminar durante largos periodos en clima caliente durante el verano, la presión en una cabina de avión o zapatos apretados producen una apariencia de "hinchazón", que puede aliviarse con un simple masaje de "drenado". Dándole soporte al pie, haga pequeños movimientos circulares con los dedos, siempre trabaje alrededor de la inflamación y no sobre ella. Después, con los dedos; debajo del talón para ofrecer soporte, presione las yemas de los dedos de manera simultánea en ambos lados del tendón de Aquiles y mantenga la presión durante 5 segundos.

Problemas al viajar

Sin importar cómo viajemos o la edad que tengamos, de vez en cuando todos sufrimos de mareo al viajar. Recientemente se ha identificado una condición llamada *trombosis profunda*; se relaciona con estar sentado sin actividad durante largos periodos de tiempo (como en un avión o automóvil) y se caracteriza por la formación de un coágulo, generalmente en la pantorrilla, lo cual produce inflamación y dolor. Una consecuencia más grave surge y este coágulo viaja alrededor del cuerpo y llega a los pulmones. El masaje puede ser útil por que ayuda a que la sangre fluya a través de las venas profundas y sus válvulas en las piernas en dirección hacia el corazón, lo cual normalmente sucedería mediante el movimiento y la presión.

REMEDIOS PARA EL VIAJERO

Si debe hacer un viaje largo, puede reducir el riesgo de una trombosis profunda con un programa simple de autoayuda.

- Mantenga su cuerpo hidratado: beba mucha agua.
- No cruce las piernas, ya que ejerce presión sobre los vasos sanguíneos de la parte trasera de las piernas.
- Asegúrese de que los calcetines y los zapatos no le aprieten.
- Ejercite las piernas o, si es posible, muévase en intervalos regulares.
- Si sufre de várices, mala circulación o si tiene una lesión reciente, utilice medias elásticas o los calcetines que la aerolínea proporciona.
- En intervalos, aplique algunas técnicas simples de automasaje.

1 Mareo

Dar masaje a un punto de presión específico en la muñeca funciona de manera similar a las bandas elásticas que se pueden comprar en las farmacias y alivian el mareo. Coloque la yema del pulgar a un lado de la muñeca contraria alineado con el dedo índice y aplique presión. Utilice los dedos para dar soporte a la parte trasera de la mano sobre la cual está trabajando.

Repita en la otra mano.

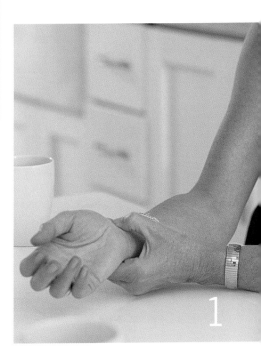

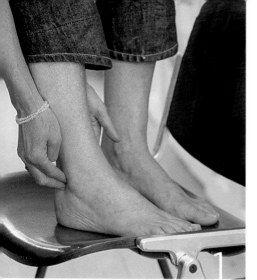

Trombosis profunda

1

Ésta es una técnica simple que puede aplicar mientras está sentado. Trabaje con ambas manos sobre una pierna; coloque la yema de los dedos a cada lado del pie entre el tobillo y el talón. Haga pequeños movimientos circulares y aplique presión de manera intermitente como si estuviera bombeando la pierna manualmente.

Repita en la otra pierna.

2

Con ambas manos haga fricción con nudillos en dirección ascendente del tobillo al área de la rodilla y regrese; la presión siempre debe estar en el masaje ascendente. Puede aplicar esta presión ya sea a lo largo o en círculos sobre los lados o la parte trasera de las pantorrillas, pero evite trabajar sobre várices.

Repita cinco veces, después trabaje sobre la otra pierna.

3

Esta simple acción de bombeo es excelente para mantener un buen flujo sanguíneo. Con un movimiento de balanceo y utilizando ambos pies al mismo tiempo, levante los talones y baje los dedos. Puede mover los pies en la misma dirección o alternadamente; hacerlo al ritmo de música puede ser agradable. Para una variación de este ejercicio, use una almohada inflable para el cuello y coloque los pies a cada lado de la forma en "U" y sólo presione hacia abajo alternadamente y deje que el aire haga el trabajo.

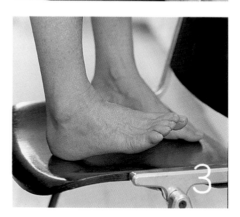

Pies cansados

Si estar de pie durante mucho tiempo o caminar demasiado es parte de su trabajo, no hay algo más revitalizador que un masaje de pies; ¡también es una gran forma de terminar un arduo día de compras! Es un buen masaje para enseñar a jóvenes, padres y abuelos. Esta rutina puede usarse por sí sola o como la continuación de un masaje de piernas. Además de vigorizar los pies cansados, esta técnica relajará la tensión causada por tener el arco del pie muy alto e incluso puede ayudar a prevenir los sabañones de invierno, producto de una mala circulación.

1

Coloque la parte plana de las manos en la parte superior del pie de su compañero con un pulgar sobre el otro y prepárese para aplicar frotación (*véase* la página 24). Empleando talco para ayudar al deslizamiento y presión ligera, cuando exhale trabaje sobre la parte frontal del pie hacia la parte baja de la pierna. Una vez que haya llegado a este punto, deslícese de regreso en dirección descendente a cada lado del pie; inclínese hacia atrás para agregar un pequeño tirón a este masaje.

Repita tres o cuatro veces.

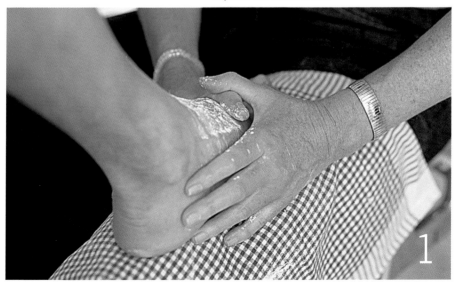

2

Desde una posición en la cual pueda mantener los brazos derechos, descanse los pulgares y el monte de la mano en la parte superior del pie con los dedos recogidos alrededor de los lados. Lleve los dedos de un lado a otro en direcciones opuestas; apriete el pie con firmeza y llévelos hacia abajo hasta juntarlos con el resto de la mano en un movimiento que estire y abra el área.

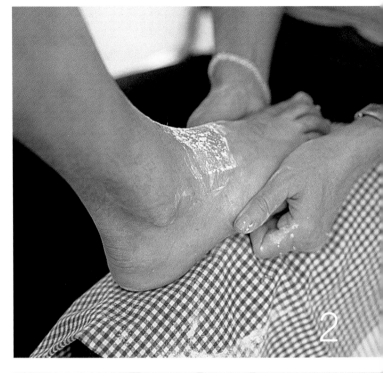

3

Cierre las manos en puño y aplique fricción con nudillos (*véase* la página 30).

Repita varias veces, después utilice la misma técnica sobre el otro pie.

Al final de esta rutina sostenga los pies de su compañero durante 20 segundos para "aterrizarlo".

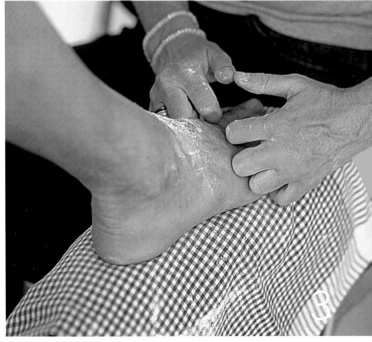

Calambres en las pantorrillas

Los calambres en las pantorrillas son contracciones musculares que provocan un espasmo y pueden ocurrir sin razón alguna. Pueden aliviarse con simplemente sobar (*véase* la página 27) y también puede adaptarse para automasaje.

1

Con los dedos juntos, ahueque ambas manos alrededor de la parte trasera de la pantorrilla de su compañero para que las puntas de los dedos de cada mano queden encontradas a lo largo de la parte central del músculo de la pantorrilla. Ejerza presión con ambas manos al mismo tiempo y sobe el músculo haciendo amasamiento (*véase* la página 27); después aminore la presión y repita, moviendo las manos lentamente a lo largo de la pantorrilla para reducir la tensión muscular y aliviar el espasmo.

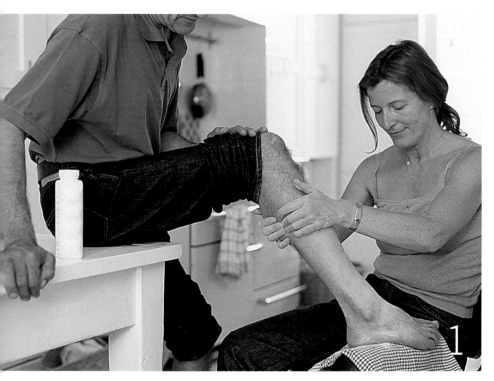

2

Apoye el tobillo con una mano y utilice la otra mano para flexionar el pie, empujando con los dedos y el metatarso hasta donde sea posible. Revierta la acción al tirar de la parte trasera del pie con una mano mientras empuja el talón hacia abajo con la otra. Esto liberará y estirará el músculo de la pantorrilla y también aumentará el flujo sanguíneo a esta región, reduciendo lentamente el calambre.

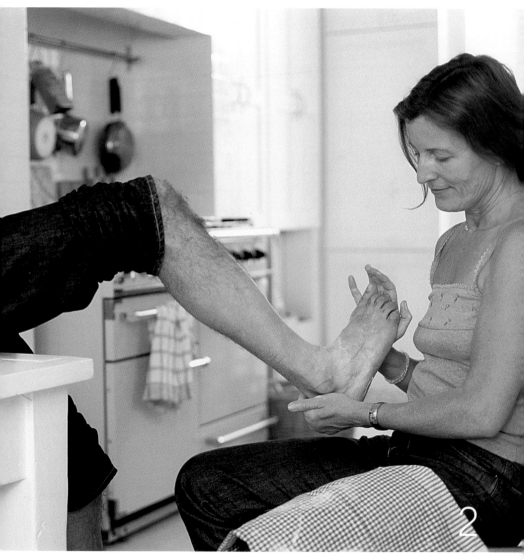

Ojos cansados

En el mundo actual, donde hay monitores de computadoras, medios de comunicación electrónicos y luces brillantes, el cansancio de los ojos es común y puede causar vista borrosa, dolores de cabeza e incluso migraña. Para contrarrestarlo usted puede efectuar esta simple rutina mientras está sentado en una mesa o escritorio. Asegúrese de estar cómodamente sentado con los codos apoyados en una superficie firme para soportar el peso de la cabeza sobre sus manos. No es necesario utilizar aceite, aunque una pequeña cantidad de esencia de rosas agregaría una dimensión especial al masaje.

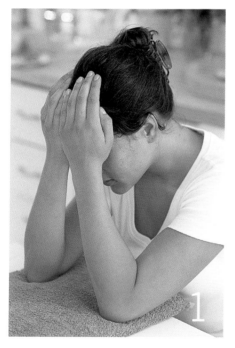 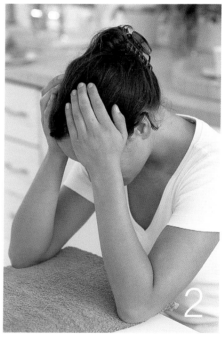

1

Coloque los dedos sobre la coronilla, descanse los ojos en el monte de las manos y relaje todo el cuerpo; deje que las manos soporten todo el peso. Mantenga esta posición durante 20 segundos y suelte.

Repita cuatro veces.

2

Lleve el monte de las manos a las cejas. Respire profundamente y al exhalar deslice las manos lejos de las cejas; tire hacia los lados de la cabeza suavizando todo el contorno de las cejas.

Repita cuatro veces.

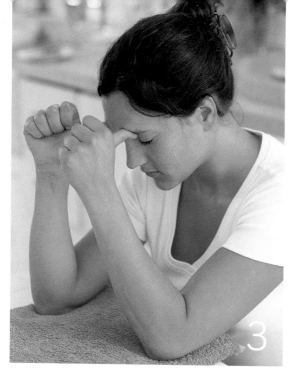

3

Coloque la yema de los dedos debajo del contorno interior de las cejas. Ya que esta área es muy sensible, no ponga todo su peso al inclinarse; en cambio, mantenga la presión a un nivel donde se sienta cómodo. Sostenga durante 10 segundos y suelte. Esta técnica es buena no sólo para los ojos cansados, sino que también ayuda a descongestionar los senos y los dolores que esto produce (*véanse* las páginas 90-91).

Repita cuatro veces.

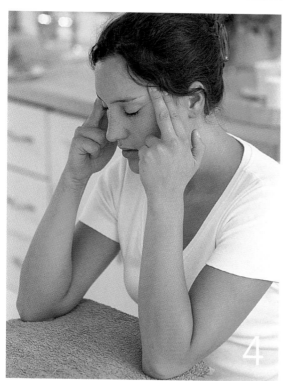

4

Para finalizar, coloque los dedos índice y central de cada mano sobre las sienes y, utilizando la presión de los dedos como soporte, suelte la cabeza y el cuello. Inhale profundamente y, al exhalar, rote muy lentamente los dedos en la misma dirección que las manecillas del reloj. También puede aplicar la presión directamente a las sienes sin rotar los dedos.

Repita el movimiento cuatro veces.

Insomnio y ansiedad

El insomnio es un efecto colateral del estrés y con frecuencia está relacionado con algo en nuestra vida que nos produce ansiedad. El masaje fomenta el sueño de manera natural, lo cual es importante para romper con el ciclo de fatiga. El momento ideal para el masaje es justo antes de irse a la cama, y un aceite esencial (como lavanda) puede usarse para reforzar los efectos del masaje. Use masajes suaves y rítmicos o una rutina facial como se muestra a continuación, e invite a su compañero a liberarse de los pensamientos del día, poner la mente en blanco y dejarse llevar.

1

Asegúrese de que su compañero se encuentre muy cómodo y que no tenga frío. Colóquese a la cabeza e, inclinándose hacia el frente, coloque los dedos de ambas manos sobre la barbilla. Con la yema de los dedos rote haciendo pequeños círculos alrededor del contorno de la mandíbula, justo al frente del lóbulo de la oreja. Éste es un movimiento muy lento para eliminar la tensión que con tanta frecuencia se acumula en esta parte del rostro.

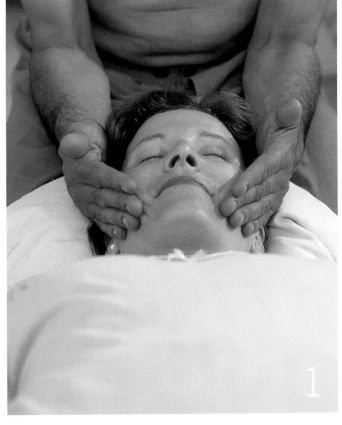

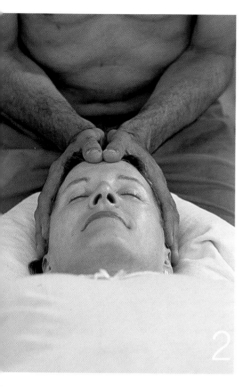

2

Coloque los pulgares juntos y planos sobre la superficie en el centro de la frente, sosteniendo la parte exterior de la cabeza. Deslice cada dedo en dirección a las sienes, levante los dedos y regrese al centro de la frente.

Repita varias veces moviéndose sobre toda la frente hasta donde nace el cabello.

3

Coloque los pulgares uno sobre el otro en el centro de la frente, cerca de donde nace el cabello; después ejerza presión y sostenga durante algunos segundos y suelte.

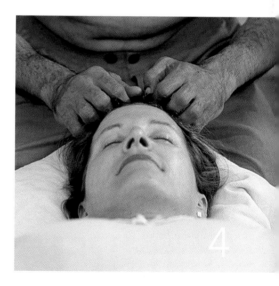

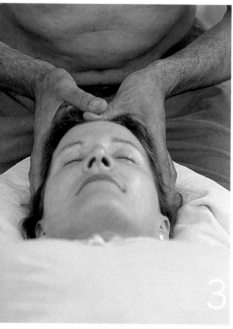

4

Con los dedos de ambas manos bien separados, llévelos lentamente a través del cabello como si estuviera peinando; mueva una mano primero y después la otra en un movimiento continuo y rítmico. Tenga cuidado de no tirar mucho el cabello.

Lesiones por esfuerzo repetido (LER)

Finalmente se está reconociendo que este tipo de lesiones recurrentes son un problema que se relaciona con el lugar de trabajo. ¿Pero exactamente qué son? En realidad es un término colectivo que se emplea para el síndrome de túnel carpiano, dolor de brazo no específico, sobreesfuerzo ocupacional y otros desórdenes del brazo relacionados con el trabajo. Aunque con frecuencia lo asociamos al uso del teclado, puede estar causado por cualquier acción repetitiva y afecta tanto a músicos y cajeros como a trabajadores de líneas de ensamblaje. Incluso el trabajo doméstico o algún pasatiempo que involucre un movimiento físico específico puede ser la causa. La rutina sencilla que se muestra aquí puede efectuarse en cualquier lugar y a cualquier hora. Un buen momento es después del trabajo, tal vez mientras usted y su compañero platican acerca de su día.

VERIFIQUE SUS SÍNTOMAS

Los siguientes son síntomas de LER:

- Debilidad o pérdida de función muscular en las articulaciones de manos, brazos, hombros y cuello.
- Cosquilleo, entumecimiento o sensación de frío en las manos y los dedos.
- Inflamación o sensación de inflamación.
- Dolor permanente aun después de haber descansado.

COMO PREVENIR LER

Siga estos lineamientos para ayudarlo a evitar LER:

- Tome descansos en intervalos regulares para evitar largos periodos de movimiento repetitivo continuo.
- Asegúrese de que el área de trabajo sea ergonómica y firme.
- Concéntrese en su postura. Para trabajar en un escritorio, asegúrese de que sus muñecas se mantengan rectas y los antebrazos tengan soporte.
- Haga ejercicios de estiramiento en manos, cuello y hombros a intervalos regulares.

Si cree tener síntomas de LER, no los ignore o disfrace con analgésicos, ya que sólo cuidar de su cuerpo le brindará alivio. La acupuntura, la Técnica Alexander para la postura y el masaje pueden desempeñar un papel muy importante en la prevención de LER.

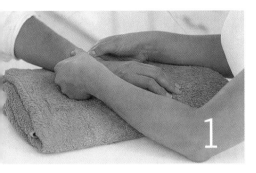

1

Utilizando las yemas de los pulgares y rotándolas en círculos alternadamente en direcciones opuestas, trabaje entre y sobre la parte más huesuda de la muñeca de su compañero.

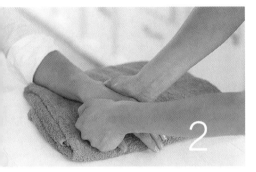

2

Comience con el monte de la mano sobre el centro de la parte trasera de la mano de su compañero y con sus dedos recogidos alrededor de ella, aplique presión y deslice las manos en direcciones opuestas sobre el borde. Esto en verdad relajará y abrirá toda el área.

Repita este paso tres o cuatro veces.

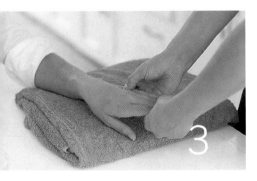

3

Coloque las yemas de los dedos sobre el palmeado, entre los dedos medio y anular; después aplique presión y deslice los dedos en dirección a la muñeca, siguiendo los canales huecos entre el índice y el medio.

Repita el movimiento. Continúe de esta forma hasta que haya trabajado sobre toda la mano.

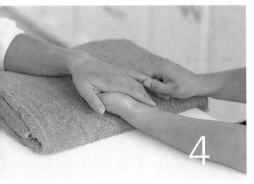

4

Sostenga la mano por debajo y tome la base del meñique entre sus dedos pulgar e índice: deslícelos suavemente hacia abajo, estirando, rotando y tirando. Recorra toda la mano y trabaje cada dedo de la misma forma.

Mueva la otra mano y repita los pasos 1 a 4.

Lesión de la rodilla

Los esguinces y torceduras son lesiones comunes al practicar deportes y hacer ejercicio, e involucran un desgarre en el músculo. En general es causado por exceso de ejercicio, estirarse demasiado o por movimientos inadecuados. El masaje ayuda a desinflamar, ya que éste es un síntoma visible de esta clase de lesiones; siempre trabaje arriba de la inflamación y, si la piel se enrojece, trabaje más arriba. Al reducir la inflamación, también lo hará el dolor. Sin embargo, si el área está demasiado sensible como para recibir masaje, puede palpar puntos de presión para lograr el mismo resultado (*véase* la página 17).

1

Coloque las manos en ambos lados de la rodilla con los dedos por debajo para dar soporte y los pulgares en la parte superior de la pierna, justo arriba de la rodilla. Presione hacia adentro dos o tres veces y sostenga de 3 a 5 segundos cada vez.

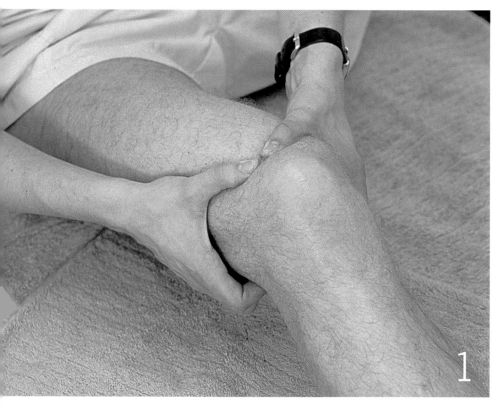

1

2

Sosteniendo la parte superior de la rodilla con una mano para darle soporte, dóblela ligeramente y coloque el pulgar de la otra mano en la parte hueca sobre el hueso en la pierna baja (fémur) cerca del pliegue. Al igual que en el paso 1, presione hacia adentro dos o tres veces y mantenga la presión de 3 a 5 segundos cada vez.

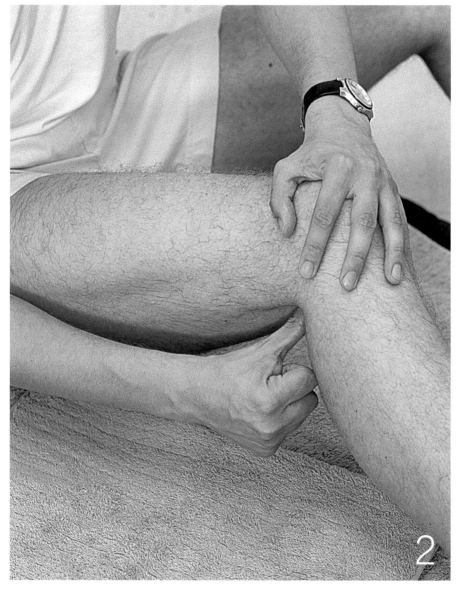

Dolor en los pectorales

El área amplia y plana en la parte frontal del pecho a cada lado del esternón alberga los músculos pectorales que se conectan con la caja torácica, la clavícula y la parte superior del hueso del brazo (húmero) (*véanse* las páginas 15-16). Ejercitar en exceso la parte superior del torso presiona estos grandes músculos y causa malestar. Este tipo de lesión ocurre con frecuencia y la padecen las personas que levantan pesas, los fisicoculturistas y los boxeadores.

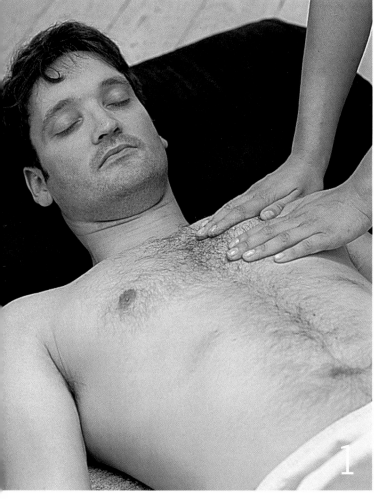

1

Trabajando a un lado de su compañero, coloque los dedos extendidos sobre el centro del pecho alineados con las costillas inferiores y utilice frotación (*véase* la página 24); deslice las manos a los lados hacia arriba del pecho, a través de la parte superior del hombro, hasta la orilla; baje a la parte exterior del torso superior y regrese al punto de inicio.

Repita varias veces.

2

Mantenga una mano sobre el centro del pecho y coloque la otra sobre el músculo pectoral, cerca de la cabeza y tan alejado de usted como sea posible; utilizando la mano completa, pero aplicando presión firme desde el monte, deslícese a lo largo del músculo y acaricie con los dedos la parte superior del brazo. Regrese con menos presión.

Repita varias veces.

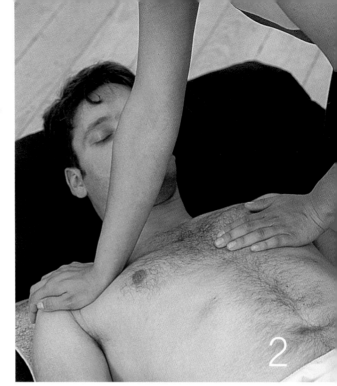

3

Colóquese en una posición sobre la cabeza de su compañero, inclínese hacia adelante y ponga las manos sobre los músculos pectorales con los dedos apuntando hacia la orilla del pecho. Con los brazos derechos, aplique presión firme y estire cada músculo con un ligero empujón hacia abajo. Tenga cuidado de no deslizarse demasiado, porque éste debe ser un movimiento de presión y estiramiento y no un deslizamiento.

Repita varias veces.

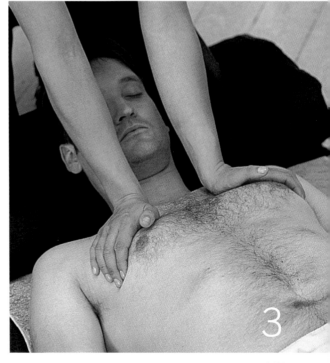

Codo de tenista

Como el nombre lo indica, esta dolencia se asocia con juegos de raqueta arduos como el tenis, y la causa es la tensión no tratada y el sobreesfuerzo de los extensores de la muñeca o por nódulos o lesiones que hacen que los músculos sean propensos a lastimarse. La primera señal es dolor, no en el codo sino en la sección media del antebrazo, que puede desaparecer pero regresa cada vez que se usa el brazo o la muñeca. En el peor de los casos, la muñeca, y no el codo, necesita ser inmovilizada por un cierto tiempo, pero en la mayoría de los casos un masaje de fricción profunda (*véase* la página 30) y la manipulación de las articulaciones alivian este problema.

1

De frente a su compañero, apoye el brazo con su antebrazo y sostenga el codo sobre su mano volteada y ahuecada.

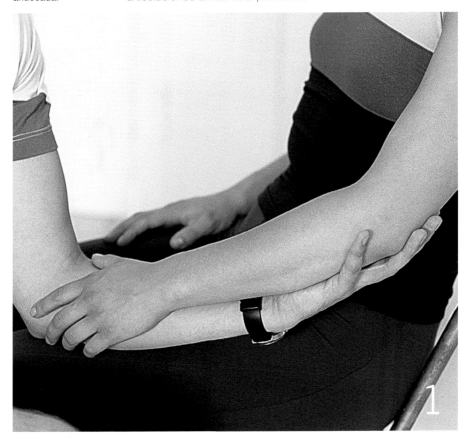

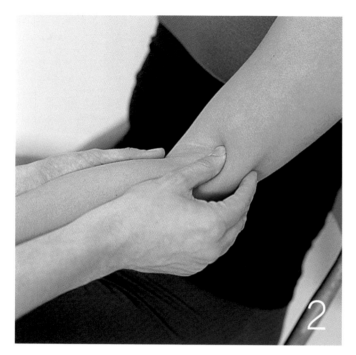

2

Coloque los pulgares sobre la parte exterior del codo, con los dedos por debajo para aplicar presión contraria y trabajando alrededor del codo; aplique presión con la yema de los pulgares y rotando al mismo tiempo.

3

Con las manos en la misma posición del paso 2, use la punta del pulgar en vez de la yema para aplicar presión al moverlo hacia adelante y atrás a lo largo del codo con movimientos cortos. Continúe por uno o dos minutos o hasta el nivel de tolerancia de su compañero debido a que este masaje puede producir incomodidad.
La primera señal es el dolor.

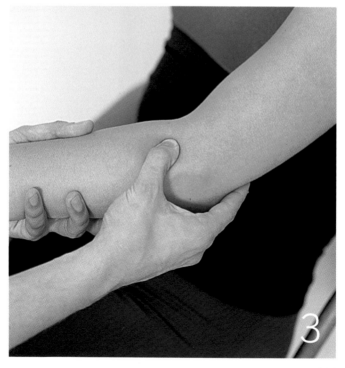

Codo de golfista

Al igual que el codo de tenista, el nombre describe una dolencia que padecen quienes practican un deporte determinado, en este caso el golf. Las causas son las mismas que las del tenista, pero en ésta el problema se relaciona con la parte superior del brazo y los síntomas son diferentes. La primera señal es dolor en la articulación de la muñeca cuando el codo está extendido y viendo hacia arriba. Las personas que sufren de esta dolencia experimentarán dolor durante la actividad normal.

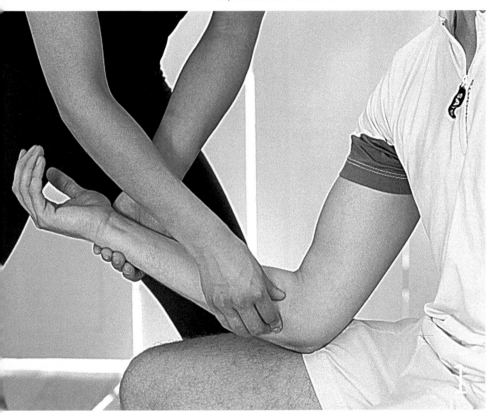

1

Con el brazo de su compañero viendo hacia arriba, asegúrese de que tenga apoyo ya sea sobre el muslo o sobre una superficie firme y sostenga la muñeca con la mano.

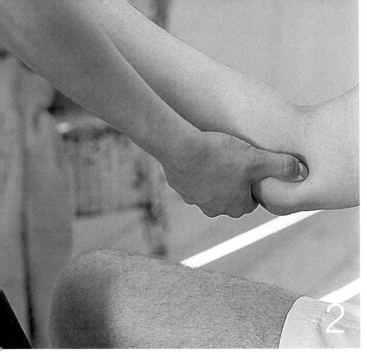

2

Coloque el pulgar en la parte interior del codo y trabaje alrededor del área; aplique presión con la yema del pulgar rotándolo al mismo tiempo.

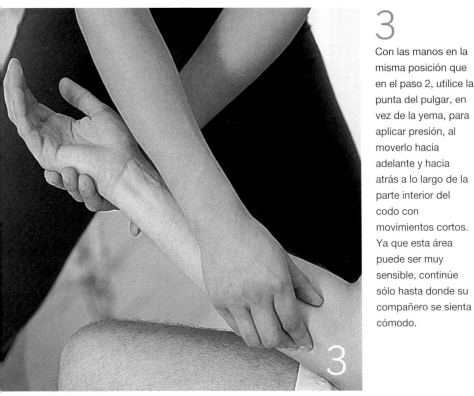

3

Con las manos en la misma posición que en el paso 2, utilice la punta del pulgar, en vez de la yema, para aplicar presión, al moverlo hacia adelante y hacia atrás a lo largo de la parte interior del codo con movimientos cortos. Ya que esta área puede ser muy sensible, continúe sólo hasta donde su compañero se sienta cómodo.

Hombro congelado

Se manifiesta como un dolor en el hombro, similar a cuando se duerme en una mala posición, y después una inhabilidad repentina para levantar el brazo, acompañado de un dolor muy agudo e intenso que produce una sensación de ardor: estos son los síntomas del hombro congelado. La causa puede ser una lesión o un ejercicio repetitivo y las personas mayores de 40 años son más susceptibles a este problema. Los especialistas destacan la importancia de recibir tratamiento oportuno; uno de los más efectivos involucra presión y estiramiento gradual del tejido blando profundo y de los tendones.

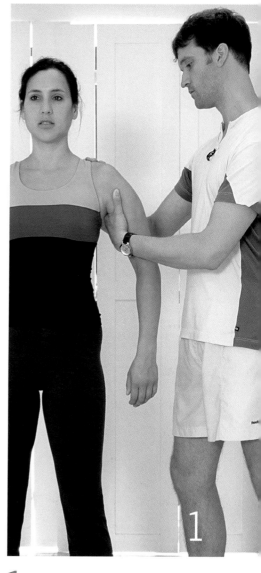

AYUDA PROFESIONAL

Si los síntomas han avanzado demasiado como para ser tratados en casa, consulte a un quiropráctico que puede "descongelar" el hombro con una serie de tratamientos.

1

De pie, apoye la parte superior del brazo de su compañero con ambas manos y coloque una mano en la parte inferior de la articulación del hombro; levántelo muy ligeramente. Muévase con suavidad, porque esta acción puede provocar sensibilidad e incluso dolor.

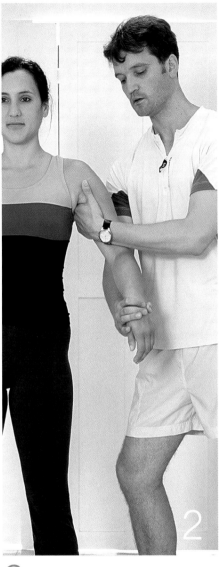

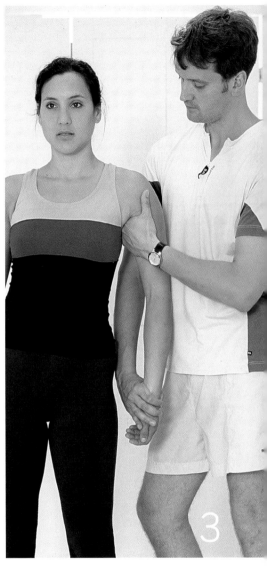

2

Deje una mano bajo el brazo, deslice la otra hasta llegar a la muñeca para darle soporte y tire hacia adelante y afuera hasta el punto de tolerancia de su compañero. Antes de empezar, advierta a su compañero que debe avisarle en cuanto este movimiento sea demasiado doloroso.

3

Con la mano en la misma posición que en el paso 2, tire hacia afuera con la mano bajo su hombro y, al mismo tiempo, tire hacia abajo con la mano que le da soporte a la muñeca. Sostenga el estiramiento tanto tiempo como su compañero tolere; después suelte.

Espasmo en la espalda

Cuando la espalda tiene un espasmo, no se debe aplicar ningún masaje profundo hasta que se haya calentado toda el área y relajado los músculos; por lo tanto, antes de un masaje fuerte haga frotación cruzada (*véase* la página 24). Una vez que haya terminado, continúe con más tratamiento (*véanse* las páginas 52-55).

RUTINA DE AUTOMASAJE PARA LA ESPALDA

La siguiente rutina es sencilla y ayuda a la espalda a aliviar la presión que, al estar de pie, ejerce sobre los discos intervertebrales. Le permite que los músculos de la espalda se relajen y de esta forma alarga la columna y ayuda al flujo de fluidos hacia el centro de los discos, renovando el efecto amortiguador.

1 Con ropa holgada, recuéstese boca arriba sobre el suelo.

2 Asegúrese de que su cabeza tenga buen soporte utilizando una toalla enrollada o una almohada.

3 Doble las rodillas para que los pies queden extendidos sobre el suelo y estén separados a la distancia de la cadera.

4 Descanse las manos sobre la cadera con los brazos sobre el suelo.

5 Permita que la parte baja de la espalda haga contacto con el suelo.

6 Cierre los ojos y mantenga la posición durante 20 segundos.

7 Lleve las rodillas hacia el pecho, abrácelas y sostenga la posición durante 20 segundos.

8 Regrese a la posición inicial y repita dos veces más.

LA SEGURIDAD ES PRIMERO

Recuerde siempre trabajar a los lados de la columna y no directamente sobre ella.

1

De frente y hacia un lado de su compañero, coloque las manos en lados opuestos del área de la espalda baja en cada lado de la columna y aplique frotación (*véase* la página 24), deslice las manos a través de la espalda en direcciones contrarias. Continúe trabajando en dirección ascendente hasta llegar a la parte más alta y después repita hacia abajo donde comenzó. Mantenga el ritmo lento; tómese 4 o 5 segundos para deslizarse de un lado al otro del torso. El objetivo es lograr la relajación más que la estimulación.

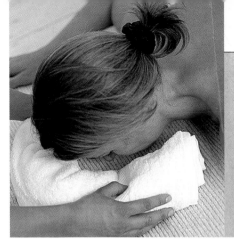

Consejo
Doblar una toalla de mano en forma de herradura es un soporte confortable para la cabeza de su compañero mientras trabaja sobre su espalda.

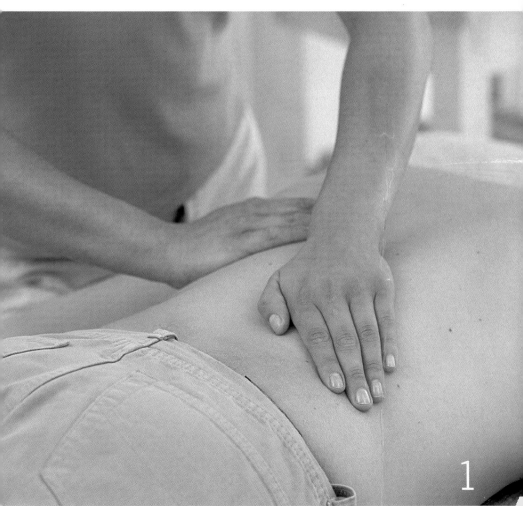

1

Índice alfabético

Créditos

EDICIÓN ORIGINAL

Editor ejecutivo: **Jane McIntosh**

Editor: **Katy Denny**

Editor ejecutivo de arte: **Leigh Jones**

Controlador de producción: **Allen O'Reilly**

Modelos: **Andrew Yhannakou (Ugly Models),
Debbie B. (Model Plan), Philomena Roullard,
Nicole Uprichard, Robert Clarke, Nicky Ross,
Lucy Moore, bebé Oliver Dowling**

VERSIÓN PARA AMÉRICA LATINA

Dirección editorial: **Amalia Estrada**

Traducción: **Ediciones Larousse con
la colaboración de Paola Mascott**

Asistencia editorial: **Lourdes Corona**

Coordinación de portadas: **Mónica Godínez**

Asistencia administrativa: **Guadalupe Gil**

Fotografías de portada: **sup. izq., inf. izq.
e inf. der. © AbleStock, sup. der.: © Octopus
Publishing Group Ltd./Peter Pugh Cook**